O FIM DA ANSIEDADE

Max Lucado

130 MILHÕES *de* LIVROS VENDIDOS *no* MUNDO

O FIM DA ANSIEDADE

O SEGREDO BÍBLICO *para* LIVRAR-SE *das* PREOCUPAÇÕES

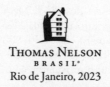

Thomas Nelson
BRASIL®
Rio de Janeiro, 2023

Título original
Anxious for Nothing

Copyright da obra original © 2017 por Max Lucado.
Edição original por Thomas Nelson. Todos os direitos reservados.
Copyright da tradução © Vida Melhor Editora LTDA., 2017

PUBLISHER	Omar de Souza
GERENTE EDITORIAL	Samuel Coto
EDITOR	André Lodos Tangerino
ASSISTENTE EDITORIAL	Bruna Gomes
COPIDESQUE	Frank de Oliveira
REVISÃO	Fátima Fuini e Fernanda Silveira
CAPA	Rafael Brum
DIAGRAMAÇÃO	Julio Fado

CIP-BRASIL. CATALOGAÇÃO NA FONTE
SINDICATO NACIONAL DOS EDITORES DE LIVROS, RJ

L965f

Lucado, Max

O fim da ansiedade : o segredo bíblico para livrar-se das preocupações / Max Lucado ; tradução Valéria Lamim Delgado Fernandes. - 1. ed. - Rio de Janeiro : Thomas Nelson Brasil , 2017.

208 p. ; 23 cm.
Tradução de: Anxious for nothing

ISBN 9788578602369

1. Ansiedade. 2. Transtornos da ansiedade. I. Fernandes, Valéria Lamim Delgado. II. Título.

17-44375 CDD: 616.8522306
CDU: 616.89-008.441-085

Thomas Nelson Brasil é uma marca licenciada à Vida Melhor Editora LTDA.
Todos os direitos reservados à Vida Melhor Editora LTDA.
Rua da Quitanda, 86, sala 218 - Centro
Rio de Janeiro - RJ - CEP 20091-005
Tel.: (21) 3175-1030
www.thomasnelson.com.br

É com grande alegria que Denalyn e eu dedicamos este livro a Kahu Billy, Jenny Mitchell e à maravilhosa congregação de Mana Christian Ohana.

Durante quinze anos, vocês fizeram do lar de vocês o nosso lar longe de casa. Vocês moram em nosso coração.

SUMÁRIO

Agradecimentos 9

1. Menos irritação, mais fé 11

PRIMEIRA PARTE: CELEBREM A BONDADE DE DEUS 21
   Alegrem-se sempre no Senhor.

2. Alegrem-se na soberania do Senhor 23
3. Alegrem-se na misericórdia do Senhor 35
4. Alegrem-se *sempre* no Senhor 45

SEGUNDA PARTE: A DEUS PEÇAM AJUDA 55
   Apresentem seus pedidos a Deus.

5. Calma contagiante 57
6. Oração, não desespero 67

TERCEIRA PARTE: LEVEM SUAS PREOCUPAÇÕES A ELE 75
   Com ação de graças...

7. Grande gratidão 77
8. A paz de Deus, sua paz 83

QUARTA PARTE: MEDITEM EM COISAS BOAS 95
Se houver algo [...] digno de louvor, pensem nessas coisas.

9. Pensem no que vocês pensam 97
10. Apeguem-se a Cristo 105
11. C.A.L.M. 115

Questões para reflexão 125
Escrituras 175
Notas 199

Agradecimentos

A equipe por trás deste livro é inigualável. Eles sabem o que fazem; são dedicados à sua missão e, principalmente, aturaram este autor. Muitos desses amigos trabalham comigo há mais de trinta anos. Sou ainda mais grato a eles hoje do que quando começamos.

Às editoras Liz Heaney e Karen Hill. Vocês persuadem, agradam, aplaudem e aprovam. Cada parágrafo traz o toque competente de vocês. Obrigado.

À preparadora de texto Carol Bartley. Você é para um manuscrito o que um bom jardineiro é para um jardim. Ervas daninhas são proibidas.

Steve e Cheryl Green. E então Deus disse: "Que o Max tenha dois anjos para acompanhá-lo." E ele enviou Steve e Cheryl.

A superequipe da Thomas Nelson, composta por Mark Schoenwald, David Moberg, LeeEric Fesko, Janene MacIvor, Jessalyn Foggy e Laura Minchew. É uma honra trabalhar com vocês.

À assistente de pesquisa Sara Jones. Obrigado por ler tantos livros. E obrigado, principalmente, por ser minha filha.

Os gerentes de equipe Greg e Susan Ligon. Não conheço ninguém com mais energia, *know-how*, diplomacia e habilidade. Sou-lhes grato.

Às assistentes administrativas Janie Padilla e Margaret Mechinus. Vocês são a própria imagem do que é servir.

Nossa família que está sempre crescendo: Brett, Jenna e Rosie; Andrea; Jeff e Sara. Sou um pavão que enche o peito de orgulho quando penso em vocês.

E Denalyn, minha querida esposa. Cada dia se faz mais doce graças à sua presença. Cada pessoa se faz melhor graças às suas palavras. E toda vez que olho para você, olho para o céu e sussurro: "Obrigado, Senhor."

Capítulo 1

Menos irritação, mais fé

É um medinho, um nervosismo, um temor. Um vento frio que não para de uivar.

Não é tanto a tempestade, mas a certeza de que ela está chegando. Sempre... chegando. Dias ensolarados são apenas um interlúdio. Você não consegue relaxar. Não pode baixar a guarda. Toda paz é passageira, dura pouco.

Não é a visão de um urso-pardo, mas a suspeita de um, dois ou dez deles atrás de cada árvore, depois de cada curva. Inevitável. É só uma questão de tempo para que o animal salte das sombras, mostre suas presas e devore você com sua família, seus amigos, sua conta bancária, seus animais de estimação, inclusive seu país.

Há problema lá fora! Por isso você não dorme bem.

Você não ri com frequência.
Você não aproveita o sol.
Você não assobia enquanto anda.

E quando os outros fazem isso, você dá uma olhada para eles. *Aquela* olhada. Aquela que diz: "Como vocês são ingênuos! Não leram o jornal, não ouviram as notícias, não viram os estudos?"

Aviões caem do céu. Ações do mercado despencam. Terroristas ameaçam o mundo. Pessoas boas ficam ruins. A orelha fica em pé. As letras pequenas de um contrato são encontradas. A adversidade está à espreita lá fora; é só uma questão de tempo.

A ansiedade é uma chuva de meteoros do tipo "e se?". E se eu não fechar a venda? E se não recebermos o bônus? E se não pudermos comprar os aparelhos para os dentes das crianças? E se meus filhos ficarem com os dentes tortos? E se os dentes tortos impedirem que eles tenham amigos, uma carreira ou um cônjuge? E se eles virarem moradores de rua e passarem necessidades, segurando um cartaz que diz: "Meus pais não puderam comprar um aparelho para os meus dentes"?

> A ANSIEDADE É UMA CHUVA DE METEOROS DO TIPO "E SE?".

Ansiedade é trepidação, uma suspeita, uma apreensão. É vida em um estado melancólico com grandes preocupações para sempre na prancha do navio pirata.

Você é, em parte, o Galinho Chicken Little e, em parte, o burrinho Bisonho de *O Ursinho Puff*. O céu está caindo, e está caindo de maneira desproporcional sobre você.

Consequentemente, você fica ansioso. Uma sensação instável de temor paira sobre você, uma rede que envolve todo o coração, uma vaga intuição sobre as coisas... que poderiam acontecer... em algum momento no futuro.

Ansiedade e medo são primos, mas não irmãos gêmeos. O medo vê uma ameaça. A ansiedade a imagina.

O medo grita: *Vá embora!*

A ansiedade pensa: *E se?*

O medo resulta em luta ou fuga. A ansiedade cria destruição e depressão. O medo é a pulsação que bate forte quando você vê uma cascavel enrolada no jardim. A ansiedade é a voz que lhe diz: *Nunca, jamais, pelo resto de sua vida, ande descalço na grama. Pode haver uma cobra... em algum lugar.*

A palavra *ansioso* me vem à cabeça no décimo degrau de um lance de escadas quando meu coração está batendo rápido e me falta ar. É possível me ouvir ofegante, o que me faz pensar se as pessoas ansiosas não são justamente isto: pessoas com falta de ar por causa da angústia da vida.

Um havaiano certa vez me contou sobre a origem do nome que os ilhéus usam para se referir a nós, não havaianos: *haole*. *Haole* é uma palavra havaiana para "sem fôlego". O nome passou a ser associado com os imigrantes europeus da década de 1820.[1] Embora existam várias explicações para esse termo, gosto da que ele me deu: "Nossos antepassados pensavam que os colonos sempre estavam com pressa para fazer plantações e construir portos e fazendas. Para os havaianos, era como se eles estivessem com falta de ar."

A ansiedade, com certeza, leva nosso fôlego. Quem dera fosse só isso. Ela também leva nosso sono, nossa energia e nosso bem-estar. "Não se irrite: isso só leva ao mal", escreveu o salmista (Salmos 37:8). Prejudica o pescoço, a mandíbula, as costas e os intestinos. A ansiedade pode transformar-nos em *pretzels* emocionais. Pode fazer os olhos tremerem, a pressão arterial subir, a cabeça doer e as axilas suarem. Para ver as consequências da ansiedade, leia sobre metade das doenças em um livro de medicina.

Ansiedade não é brincadeira.

É provável que você ou alguém que você conhece esteja lutando seriamente contra a ansiedade. De acordo com o Instituto de Saúde Mental, os transtornos de ansiedade estão atingindo proporções epidêmicas. Dentro de pouco tempo, quase 50 milhões de norte-americanos sentirão os efeitos de um ataque de pânico, de fobias ou de outros transtornos de ansiedade. Sentiremos um aperto no peito, náusea e tontura. Teremos medo de multidões e evitaremos pessoas. Os transtornos de ansiedade nos Estados Unidos são o "principal problema de saúde mental entre [...] as mulheres e, entre os homens, só perdem para o abuso de álcool e drogas".[2]

"Os Estados Unidos são hoje a nação mais ansiosa do mundo."[3] (Parabéns para nós!) A terra das estrelas e listras tornou-se o país do estresse e da contenda. Essa é uma conquista muito cara. "Doenças relacionadas ao estresse custam ao país 300 bilhões de dólares todos os anos em contas

> ANSIEDADE E MEDO SÃO PRIMOS, MAS NÃO IRMÃOS GÊMEOS. O MEDO VÊ UMA AMEAÇA. A ANSIEDADE A IMAGINA.

médicas e perda de produtividade, enquanto nosso consumo de calmantes continua a disparar. Só entre 1997 e 2004, os norte-americanos dobraram seus gastos com ansiolíticos como Xanax e Valium, de 900 milhões de dólares para 2,1 bilhões de dólares."[4] O *Journal of the American Medical Association* citou um estudo que indica um aumento exponencial de depressão. Pessoas de cada geração do século 20 "têm três vezes mais chances de sofrer de depressão" do que as da geração anterior.[5]

Como isso é possível? Nossos carros são mais seguros do que nunca. Regulamentamos os alimentos, a água e a eletricidade. Embora ainda haja gangues nas ruas, a maioria dos norte-americanos não vive sob o perigo de um ataque iminente. Contudo, se preocupação fosse uma modalidade olímpica, seríamos medalha de ouro!

Cidadãos de outros países, ironicamente, desfrutam de mais tranquilidade, pois experimentam um quinto dos níveis de ansiedade dos norte-americanos, a despeito de terem menos necessidades básicas de vida. "Além disso, quando imigram para os Estados Unidos, esses cidadãos menos ansiosos de países em desenvolvimento tendem a ficar tão ansiosos quanto os norte-americanos. Portanto, algo relacionado ao nosso estilo particular de vida está nos deixando menos calmos e tranquilos."[6]

Na faculdade, nossos filhos estão sentindo isso também. Em um estudo que envolveu mais de 200 mil calouros, "os estudantes relataram o menor índice já visto em saúde mental e estabilidade emocional em geral".[7] Como mostra o psicólogo Robert Leahy, "a *criança* média hoje exibe o mesmo nível de ansiedade do *paciente psiquiátrico* da década de 1950".[8] As crianças têm mais brinquedos, roupas e oportunidades do que nunca, mas, assim que saem de casa, estão extremamente inseguras.

Estamos tensos.

Por quê? Qual é a causa de nossa ansiedade?

Mudança, para citar um exemplo. Pesquisadores especulam que "o ambiente e a ordem social [do mundo ocidental] mudaram mais nos últimos trinta anos do que nos últimos trezentos"![9] Pense no que mudou. Tecnologia. A existência da internet. Cada vez mais advertências sobre aquecimento global, guerra nuclear e ataques terroristas. Mudanças e novas ameaças são trazidas para nossa vida em intervalos de poucos segundos graças a *smartphones*, TVs e telas de computador. Na geração de nossos avós, a notícia de um terremoto no Nepal chegaria ao mundo alguns dias depois. Na época de nossos pais, o noticiário da noite transmitia a catástrofe. Agora é uma questão de minutos. Mal digerimos uma crise e já ficamos sabendo de outra.

Além disso, andamos mais rápido do que nunca. Nossos antepassados viajavam até onde um cavalo ou camelo podia levá-los durante a luz do dia. E nós? Nós mudamos de fuso horário como de uma rua para outra no bairro. Nossos bisavós tinham de desligar os sensores cerebrais quando o sol se punha. E nós? Nós ligamos o noticiário da TV a cabo, abrimos o *laptop* ou sintonizamos no telejornal mais recente. Durante anos, tive um encontro marcado com o noticiário das 22 horas. Nada como pegar no sono com notícias de assassinatos e catástrofes fresquinhas no cérebro.

E o que dizer dos desafios pessoais? Você ou alguém que você conhece está sofrendo a execução de um bem, lutando contra o câncer, enfrentando um divórcio ou lutando contra um vício. Você ou alguém que você conhece está falido, quebrado ou sem ter o que fazer.

Sem exceção, estamos ficando mais velhos. E, com a idade, vem uma série de mudanças. Minha esposa encontrou um aplicativo que calcula a idade de uma pessoa ao avaliar uma foto do rosto dela. Ele errou a idade de Denalyn, deixando-a quinze anos mais nova. Ela gostou. Ele errou a minha, deixando-me cinco anos mais velho. Então, refiz o teste. Ele acrescentou mais sete. Depois dez. Então parei antes que ele me declarasse morto.

Alguém poderia pensar que os cristãos estariam isentos de preocupação, mas não estamos. Fomos ensinados que a vida cristã é cheia de paz e, quando não temos paz, pensamos que o problema está dentro de nós. Não só nos sentimos ansiosos, mas também nos sentimos culpados em relação à nossa ansiedade! O resultado é uma espiral descendente de preocupação, culpa, preocupação, culpa.

Isso é o suficiente para levar uma pessoa a ficar ansiosa e para nos fazer pensar se o apóstolo Paulo havia perdido a noção da realidade quando escreveu: "Não andem ansiosos por coisa alguma" (Filipenses 4:6).

"Estejam ansiosos por menos" teria sido um desafio suficiente. Ou: "Estejam ansiosos somente às quintas-feiras." Ou: "Estejam ansiosos somente em tempos de séria aflição."

> A PRESENÇA DA ANSIEDADE É INEVITÁVEL, MAS SER PRISIONEIRO DELA É OPCIONAL.

Mas Paulo não parece nos dar nenhuma carta branca aqui. Não estejam ansiosos por coisa alguma. Por nada. Nadinha. Foi isso que ele quis dizer? Não exatamente. Ele escreveu a expressão no tempo presente ativo, o que implica um estado contínuo. É da vida de *ansiedade constante* que Paulo queria tratar. A *Lucado Revised Translation* [Tradução Revisada de Lucado] diz: "Não permitam que nada na vida deixe vocês constantemente sem fôlego e ansiosos" [tradução livre]. A presença da ansiedade é inevitável, ser prisioneiro dela é opcional.

A ansiedade não é um pecado; é um sentimento. (Por isso, não fiquem ansiosos em relação a se sentirem ansiosos.) A ansiedade pode, no entanto, levar a um comportamento pecaminoso. Quando anestesiamos nossos medos com comida ou bebida, quando despejamos raiva como o vulcão Krakatoa, quando vendemos nossos medos para alguém que irá comprá-los, estamos pecando. Se a ansiedade tóxica levar você a abandonar seu cônjuge, negligenciar seus filhos, quebrar contratos ou corações, cuidado! Jesus deixou esta palavra: "Tenham cuidado, para não sobrecarregar o coração de vocês de [...] ansiedades da vida" (Lucas 21:34). Se seu coração estiver sobrecarregado de preocupação, procure estes sinais:

- Você está rindo menos do que ria antes?
- Você vê problemas em cada promessa?
- Aqueles que o conhecem bem iriam descrevê-lo como uma pessoa cada vez mais negativa e crítica?
- Você acredita que algo ruim vai acontecer?
- Você dilui e minimiza boas notícias com doses de sua versão da realidade?

- Em muitos dias, você preferiria ficar na cama a se levantar?
- Você aumenta o aspecto negativo e descarta o positivo?
- Se tivesse a oportunidade, você evitaria qualquer interação com a humanidade pelo resto da vida?

Se respondeu sim à maioria dessas perguntas, tenho um amigo que desejo apresentar a você. Na verdade, tenho um versículo bíblico para você ler. Leio essas palavras com tanta frequência que já nos tornamos amigos. Eu gostaria de indicar essa passagem para o Hall da Fama das Escrituras. A mesma parede do museu que contém as palavras emolduradas do Salmo 23, do Pai-Nosso e de João 3:16 também deveria exibir Filipenses 4:4-8:

> Alegrem-se sempre no Senhor. Novamente direi: Alegrem-se! Seja a amabilidade de vocês conhecida por todos. Perto está o Senhor. Não andem ansiosos por coisa alguma, mas em tudo, pela oração e súplicas, e com ação de graças, apresentem seus pedidos a Deus. E a paz de Deus, que excede todo o entendimento, guardará o coração e a mente de vocês em Cristo Jesus. Finalmente, irmãos, tudo o que for verdadeiro, tudo o que for nobre, tudo o que for correto, tudo o que for puro, tudo o que for amável, tudo o que for de boa fama, se houver algo de excelente ou digno de louvor, pensem nessas coisas.

Cinco versículos com quatro admoestações que levam a uma maravilhosa promessa: "A paz de Deus, que excede todo o entendimento, guardará o coração e a mente de vocês" (v. 7).

Celebrem a bondade de Deus. "Alegrem-se sempre no Senhor" (v. 4).
A Deus peçam ajuda. "Apresentem seus pedidos a Deus" (v. 6).
Levem suas preocupações a ele. "Com ação de graças [...]" (v. 6).
Meditem em coisas boas. "Se houver algo de excelente ou digno de louvor, pensem nessas coisas" (v. 8).

Celebrem. **A** Deus peçam. **L**evem. **M**editem. C.A.L.M.*

Você poderia ter um pouco de calma? Se sim, você não está sozinho. A Bíblia é o livro de maior destaque no Kindle. O texto de Filipenses 4:6-7 é a passagem mais destacada.[10] Aparentemente, todos poderíamos usar uma palavra de conforto.

Deus está pronto para dá-la.

Com Deus como seu ajudador, você dormirá melhor hoje à noite e sorrirá mais amanhã. Você redefinirá o modo como enfrenta seus medos, aprenderá a encontrar a saída para as situações difíceis da vida, a ver as más notícias pelas lentes da soberania, a discernir as mentiras de Satanás e a dizer a verdade para si mesmo. Você descobrirá uma vida caracterizada pela calma e desenvolverá ferramentas para enfrentar os ataques de ansiedade.

Será necessário certo trabalho de sua parte. É claro que não pretendo deixar a impressão de que podemos fazer a ansiedade desaparecer com simples palavras de ânimo. Na verdade, para alguns de vocês a cura de Deus contará com a ajuda da terapia e/ou medicação. Nesse caso, não pense nem por um instante que você é um cidadão celestial de segunda classe. Peça a Deus para levá-lo a um conselheiro ou médico qualificado que vai lhe proporcionar o tratamento de que você precisa.

Uma coisa é muito certa: não é da vontade de Deus que você leve uma vida de constante ansiedade. Não é da vontade dele que você encare cada dia com temor e apreensão. Deus o criou para ter mais do que uma vida de ansiedade que lhe tira o fôlego e de preocupações que dividem sua mente. Ele tem um novo capítulo para sua vida e está pronto para escrevê-lo.

> A ANSIEDADE NÃO É UM PECADO; É UM SENTIMENTO. (POR ISSO, NÃO ESTEJAM ANSIOSOS EM RELAÇÃO A SE SENTIREM ANSIOSOS.)

Tenho uma lembrança de infância que é muito importante para mim. Meu pai amava pão de milho e soro de leite coalhado. (Dá para imaginar que fui criado em uma pequena cidade no oeste do Texas?) Lá pelas dez horas, todas as noites, ele se enfiava na cozinha e esfarelava um pedaço de pão de milho em um copo de soro de

---

* As quatro admoestações formam o acrônimo C.A.L.M. em inglês, que significa "calma". [N. T.]

leite coalhado. Junto do balcão, de camiseta e calção, ele bebia a mistura.

Em seguida, ia até as portas da frente e dos fundos para checar as fechaduras. Uma vez que tudo estava seguro, ele entrava no quarto que eu dividia com meu irmão e dizia algo do tipo: "Está tudo trancado, meninos. Podem dormir agora."

Não estou inclinado a acreditar que Deus ama pão de milho e soro de leite coalhado, mas acredito piamente que ele ama seus filhos. Ele supervisiona o mundo em que você vive.

Observe com cuidado, e você irá ouvi-lo dizer: "Está tudo seguro. Você pode descansar agora." Por meio do poder de Deus, você não estará "ansioso por coisa alguma" e descobrirá a "paz [...] que excede todo o entendimento".

> Não é da vontade de Deus que você leve uma vida de constante ansiedade. Não é da vontade dele que você encare cada dia com temor e apreensão. Deus o criou para ter mais do que uma vida de ansiedade que lhe tira o fôlego e de preocupações que dividem sua mente. Ele tem um novo capítulo para sua vida e está pronto para escrevê-lo.

Querido Senhor,

Falaste com tempestades. Falarias com as nossas? Acalmaste o coração dos apóstolos. Acalmarias o caos dentro de nós? Tu lhes disseste para não temer. Dize o mesmo para nós. Estamos cansados de nossa preocupação, esgotados e diminuídos por causa dos vendavais da vida. Ó, Príncipe da Paz, concede-nos um espírito de calma.

À medida que virarmos a página deste livro, tu virarás uma nova folha do livro da nossa vida? Dissipa a ansiedade. Desperta a coragem. Permite que tenhamos menos irritação e mais fé.

Em nome de Jesus, amém.

PRIMEIRA PARTE

CELEBREM A BONDADE DE DEUS

Alegrem-se sempre no Senhor.

Capítulo 2

ALEGREM-SE NA SOBERANIA DO SENHOR

*Você não pode dirigir o mundo,
mas pode confiar que Deus fará isso.*

Cresci em uma família que gostava de acampar. Para meu pai, a ideia de férias divertidas envolvia montanhas, riachos, barracas e sacos de dormir. Que os outros aproveitem as grandes cidades ou desfrutem dos parques temáticos! A família Lucado deixava o Mickey de lado e seguia para as Montanhas Rochosas.

Tentei continuar essa tradição com minha própria família, mas não tive sorte. Nossa ideia de viver sem comodidades é ficar na casa de parentes. Gostamos de fogueiras... contanto que alguém as faça e tenhamos serviço de quarto. Não sou tão ousado quanto meu pai.

Ele amava as coisas de acampamento tanto quanto viagens para acampar. Um dia, quando eu estava com quase nove anos, ele voltou de uma loja que vendia artigos do exército com uma barraca a qual passou a fazer parte da tradição da família Lucado.

Era enorme. Nela cabia uma dúzia de camas portáteis. Podíamos montá-la em volta de uma mesa de piquenique e ainda ter espaço para sacos de dormir. Uma barraca grande, naturalmente, requer estacas estáveis. Essa veio com duas. Não confunda essas estacas com a versão fina e retrátil de alumínio que acompanha barracas de tamanho médio. Não, senhor. Essas estacas eram de ferro fundido e da largura de um antebraço. O abrigo não era sofisticado; nada de zíper nas portas; nada de mosquiteiro e nada de se camuflar no mato. Mas era resistente. Os ventos podiam uivar, as chuvas do verão podiam cair, as pedras de granizo podiam ser grandes, o tempo podia até virar, mas não iríamos a lugar algum.

Em uma ocasião, estávamos acampados no Estes Park, no Colorado, com oito irmãos de meu pai. O céu, de repente, escureceu e ficou carregado. A chuva começou a bater no chão e o vento dobrava os pinheiros. Todo mundo saiu correndo para as barracas. Em questão de segundos, todos saíram das barracas e correram para a nossa. Afinal, era a única com duas estacas de ferro fundido.

Penso que você e eu poderíamos usar um conjunto dessas estacas. O mundo sabe como criar alguns ventos fortes. Quem entre nós não buscou proteção contra os elementos da vida?

Quem dera nossas tempestades se limitassem ao vento e à chuva! Nossas tempestades consistem nos grandes "Ds" da vida: dificuldades, divórcio, doença e desaparecimento (morte). Alguém sabe onde encontrar um abrigo adequado para esses vendavais?

O apóstolo Paulo sabia. Se alguém tinha motivo para ser ansioso era ele. Deixe sua imaginação transportá-lo para 2 mil anos atrás. Imagine um velho olhando pela janela de uma prisão romana.

Paulo tem aproximadamente sessenta anos – trinta anos como cristão – praticamente não há um porto no Mediterrâneo que ele não conheça.

Vê como ele está curvado? Ele está pele e osso. Está assim por causa dos quilômetros percorridos e dos açoites sofridos. Levou 39 chibatadas em cinco ocasiões diferentes. Foi espancado com varas triplas. Cicatrizes em forma de teias de aranha espalham-se por sua pele como veias protuberantes. Ele já foi dado como morto. Foi preso, abandonado por amigos e colegas de trabalho, e enfrentou naufrágios, tempestades e fome.

Ele provavelmente está quase cego, forçando a vista para poder ler (Gálatas 4:15). Além disso, espera o julgamento perante o imperador romano. Nero havia aprendido a bajular os cidadãos romanos matando cristãos dos quais Paulo é o mais conhecido.

Como se a opressão do império não bastasse, Paulo também carrega o peso das igrejas recém-formadas. Os membros estão brigando. Falsos pregadores pregam por orgulho e inveja (Filipenses 1:15-17).

É muita coisa para a vida fácil de um apóstolo.

Seu futuro é tão sombrio quanto sua cela de prisão.

Contudo, lendo as palavras do apóstolo, você pensaria que ele havia acabado de chegar a um hotel à beira da praia na Jamaica. Sua carta aos Filipenses não traz uma única palavra de medo ou queixa. Nenhuma! Ele nunca ameaça a Deus com o punho; em vez disso, rende-lhe graças e convida seus leitores a fazerem o mesmo.

"Alegrem-se sempre no Senhor. Novamente direi: Alegrem-se!" (Filipenses 4:4).

A prescrição de Paulo para a ansiedade começa com um chamado à alegria. Paulo usou todas as ferramentas da caixa nesse versículo, esperando chamar nossa atenção. Primeiro, ele utilizou o modo imperativo de modo que seus leitores o ouvissem dizer, contínua e habitualmente: Alegrem-se![1] E, como se o modo verbal não fosse suficiente, ele removeu a data de expiração. "Alegrem-se *sempre* no Senhor." E se, por acaso, o modo verbal e o advérbio *sempre* fossem inadequados, ele repetiu a ordenança: "*Novamente direi:* Alegrem-se!"

Mas como uma pessoa pode obedecer a essa ordenança? Alegrar-se sempre? É possível a qualquer pessoa manter um espírito constante de alegria? Não. Esse não é o desafio de Paulo. Somos exortados a "[alegrar-nos] *no Senhor*". Esse versículo é um chamado, não a um senti-

> A PRESCRIÇÃO DE PAULO PARA A ANSIEDADE COMEÇA COM UM CHAMADO À ALEGRIA.

mento, mas a uma decisão e a uma confiança bem arraigada de que Deus existe, de que está no controle e de que é bom.

O apóstolo apegou-se firmemente a essa convicção. Ele havia erguido estacas de ferro fundido no centro de sua alma. Que Nero espumasse de raiva! Que os pregadores se autopromovessem! Que as tempestades viessem! A barraca de Paulo, feita de fé, jamais desabaria porque ele a havia equilibrado com um forte sistema de crenças.

Até que ponto a sua barraca é forte?

Abra a tenda de sua alma e você verá uma série de crenças que servem como estacas para equilibrar sua vida. Seu sistema de crenças é sua resposta para as questões fundamentais sobre a vida: alguém está no controle do universo? A vida tem um propósito? Eu tenho valor? Só existe esta vida?

Seu sistema de crenças não tem nada a ver com cor de pele, aparência, talentos ou idade. Seu sistema de crenças não está relacionado com o exterior da barraca, mas com o interior. É o conjunto de convicções (estacas) – todas invisíveis – das quais depende sua fé. Se seu sistema de crenças for forte, você permanecerá em pé. Se for fraco, a tempestade prevalecerá.

> A FÉ SEMPRE PRECEDE O COMPORTAMENTO.

A fé sempre precede o comportamento. Por essa razão, o apóstolo Paulo, em cada uma de suas epístolas, abordou convicções antes de abordar ações. Para mudar o modo como uma pessoa responde à vida, é preciso mudar sua crença sobre a vida. O mais importante em você é seu sistema de crenças.

Paulo era a fortaleza de Gibraltar.

Dê uma boa olhada nas estacas da barraca do apóstolo, e você verá uma com esta inscrição: a soberania de Deus. *Soberania* é o termo que a Bíblia usa para descrever o controle e a gestão perfeitos que Deus tem do universo. Ele preserva e governa cada elemento. Está continuamente envolvido com toda a criação, direcionando-a para que cumpra seu propósito divino.

No tratamento da ansiedade, é tremenda a compreensão adequada de soberania. A ansiedade é, muitas vezes, a consequência do caos observado. Quando percebemos que somos vítimas de forças invisíveis, turbulentas, aleatórias, ficamos angustiados.

Psicólogos confirmaram esse fato quando estudaram o impacto do combate em soldados na Segunda Guerra Mundial. Eles concluíram que, após sessenta dias de combate contínuo, as tropas terrestres ficavam "emocionalmente mortas". Essa reação é compreensível, pois os soldados sofriam ameaças constantes de bombardeios, metralhadoras de franco-atiradores inimigos. A ansiedade das tropas terrestres não era surpresa.

No entanto, a calma relativa dos pilotos de caça era surpresa, uma vez que o índice de mortalidade desses pilotos estava entre os mais altos em combate. Cinquenta por cento deles eram mortos em ação, mas os pilotos de combate amavam o que faziam. Impressionantes 93% deles alegaram ser felizes em suas atribuições, muito embora as chances de sobrevivência fossem as mesmas que tirar a sorte com uma moeda.[2]

O que fazia a diferença? Aqueles pilotos tinham as mãos no acelerador. Eles se sentavam na cabine. Era como se coubesse a eles determinar o próprio destino.[3] Os soldados de infantaria, em contrapartida, podiam ser mortos com a mesma facilidade, caso estivessem parados ou fugindo. Eles se sentiam solitários e desamparados. A fórmula é simples: o controle percebido gera a calma. A falta de controle produz medo.

Você não precisa de uma guerra para provar essa fórmula. Um congestionamento de trânsito já é suficiente. Uma equipe de pesquisadores alemães descobriu que um engarrafamento aumenta em três vezes as chances de uma pessoa ter um ataque cardíaco.[4] Faz sentido, pois o congestionamento total é a perda definitiva de controle. Podemos saber dirigir, mas aquele sujeito na pista ao lado não sabe! Podemos ser os melhores motoristas do mundo, mas o adolescente que fica teclando no celular pode determinar nosso fim. Não há previsibilidade, apenas estresse. A ansiedade aumenta à medida que o controle percebido diminui.

Então, o que fazemos?

Controlamos tudo? Nunca embarcamos em um avião sem paraquedas? Nunca entramos em um restaurante sem levar os próprios talheres limpos? Nunca saímos de casa sem uma máscara de gás?

> A ANSIEDADE AUMENTA À MEDIDA QUE O CONTROLE PERCEBIDO DIMINUI.

Nunca entregamos nosso coração por medo de que ele possa se partir? Nunca enfrentamos a ansiedade assumindo o controle?

Ah, se pudéssemos!

No entanto, a certeza é um impostor cruel. Uma pessoa pode acumular milhões de dólares e ainda assim perdê-los em uma recessão. Um fanático por coisas saudáveis pode comer apenas nozes e verduras e ainda assim lutar contra um câncer. Um eremita pode evitar todo contato humano e ainda assim lutar contra a insônia. Queremos certeza, mas a única certeza é a falta dela.

É por isso que as pessoas mais estressadas são obcecadas por controle. Fracassam naquilo que mais buscam. Quanto mais tentam controlar o mundo, mais percebem que não podem fazê-lo. A vida torna-se um ciclo de ansiedade: fracasso; ansiedade, fracasso; ansiedade, fracasso. Não podemos assumir o controle porque não cabe a nós essa tarefa.

A Bíblia tem uma ideia melhor. Em vez de buscar o controle total, renuncie a ele. Você não pode dirigir o mundo, mas pode confiar que Deus o fará. Essa é a mensagem por trás da admoestação de Paulo: "Alegrem-se *no Senhor*." A paz está ao nosso alcance, não por falta de problemas, mas por causa da presença de um Senhor soberano. Em vez de repetir o caos do mundo, alegre-se na soberania do Senhor, como fez Paulo. "Aquilo que me aconteceu tem, ao contrário, servido para o progresso do evangelho. Como resultado, tornou-se evidente a toda a guarda do palácio e a todos os demais, que estou na prisão por causa de Cristo" (Filipenses 1:12-13).

E aqueles que causavam problemas na igreja? Aqueles que pregavam por "inveja e rivalidade" (Filipenses 1:15)? Seus motivos egoístas não são páreo para a soberania de Jesus. "O importante é que de qualquer forma, seja por motivos falsos ou verdadeiros, Cristo está sendo pregado, e por isso me alegro" (Filipenses 1:18).

Paulo acreditava que Deus exaltou "[Jesus] à mais alta posição e lhe deu o nome que está acima de todo nome" (Filipenses 2:9).

As condições poderiam ser horríveis na prisão, mas, acima de tudo, há um Deus que é

> EM VEZ DE REPETIR O CAOS DO MUNDO, ALEGRE-SE NA SOBERANIA DO SENHOR, COMO FEZ PAULO.

"quem efetua em vocês tanto o querer quanto o realizar, de acordo com a boa vontade dele" (Filipenses 2:13).

Ler Paulo é ler as palavras de um homem que, no mais íntimo de seu ser, acreditava na mão firme de um Deus bom. Ele era protegido pela força de Deus, preservado pelo amor de Deus. Viveu debaixo da sombra das asas de Deus.

E você?

Firme sua alma com a soberania de Deus. Ele reina de modo supremo sobre cada detalhe do universo. "Não há sabedoria alguma, nem discernimento algum, nem plano algum que possa opor-se ao SENHOR" (Provérbios 21:30). "[Deus] age como lhe agrada com os exércitos dos céus e com os habitantes da terra. Ninguém é capaz de resistir à sua mão ou dizer-lhe: 'O que fizeste?'" (Daniel 4:35). Ele "[sustenta] todas as coisas" (Hebreus 1:3). Ele pode "[assobiar] para chamar as moscas dos distantes rios do Egito" (Isaías 7:18). Ele dá nome às estrelas e conhece os pardais, grandes e pequenos. Do Exército de Libertação do Povo da China ao exército de formigas em meu quintal, tudo está sob seu controle. "Quem poderá falar e fazer acontecer, se o Senhor não o tiver decretado? Não é da boca do Altíssimo que vêm tanto as desgraças como as bênçãos?" (Lamentações 3:37-38).

A resposta de Deus para tempos difíceis sempre foi a mesma: o céu tem um trono ocupado. Essa foi, certamente, a mensagem que Deus deu ao profeta Isaías. Durante o século VIII a.C., o antigo Judá desfrutou de um tempo de relativa paz, graças à firme liderança do rei Uzias, que estava longe de ser perfeito, mas manteve os inimigos a distância. A despeito de ameaças de adversários de todos os lados, sua presença manteve a frágil sociedade livre de ataques por 52 anos.

Então, Uzias morreu. Restou a Isaías, que viveu durante o governo do rei, razão suficiente para se preocupar. O que aconteceria com o povo de Judá agora que Uzias se fora?

Ou, no seu caso, o que acontecerá agora que seu trabalho se foi? Ou que sua saúde já não está tão boa? Ou que há uma recessão na economia? Deus tem uma mensagem para seu povo quando a calamidade vem?

Ele, certamente, tinha uma palavra para Isaías. O profeta escreveu:

> No ano em que o rei Uzias morreu, eu vi o Senhor assentado num trono alto e exaltado, e a aba de sua veste enchia o templo. Acima dele estavam serafins; cada um deles tinha seis asas; com duas cobriam o rosto, com duas cobriam os pés e com duas voavam. E proclamavam uns aos outros: "Santo, santo, santo é o Senhor dos Exércitos, a terra inteira está cheia da sua glória" (Isaías 6:1-3).

O trono de Uzias ficou vazio, mas o de Deus estava ocupado. O reinado de Uzias chegou ao fim, mas o de Deus, não. A voz de Uzias silenciou, mas a de Deus continuou forte (Isaías 6:8-10). Ele estava e está vivo no trono, e é digno de adoração sem fim.

Deus acalmou os medos de Isaías, não removendo o problema, mas revelando seu poder e sua presença.

Pense nisso desta maneira. Suponha que seu pai seja o cirurgião ortopédico mais importante do mundo. Pessoas vêm de países distantes para se tratarem com ele. Regularmente ele substitui articulações comprometidas por articulações boas. Com a mesma confiança com que um mecânico troca velas de um carro, seu pai remove e substitui quadris, joelhos e ombros.

Aos dez anos de idade, você é um pouco jovem para compreender as realizações de um renomado cirurgião. Mas você não é jovem demais para tropeçar e torcer o tornozelo. Você rola, se contorce no chão e grita por ajuda. Faltam algumas semanas para sua primeira dança na escola. Agora, não é hora de muletas. Não há tempo para mancar. Você precisa de um tornozelo bom! O seu é qualquer coisa, menos isso.

Seu pai entra na sala, ainda com o avental cirúrgico, tira o sapato e a meia que você está usando e examina a lesão. Você geme quando vê o calombo do tamanho de uma bola de tênis. A ansiedade da adolescência entra em cena.

> Firme sua alma com a soberania de Deus. Ele reina de modo supremo sobre cada detalhe do universo.

"Eu nunca mais vou andar, pai!"

"Vai sim."

"Ninguém pode me ajudar!"

"Eu posso."

"Ninguém sabe o que fazer!"

"Eu sei."

"Não, você não sabe!"

Seu pai levanta a cabeça e lhe dirige uma pergunta: "Você sabe o que eu faço para ganhar a vida?" Na verdade, você não sabe. Você sabe que ele vai ao hospital todos os dias. Sabe que as pessoas o chamam de "médico". Sua mãe o acha inteligente. Mas você realmente não sabe o que seu pai faz.

"Então", diz ele enquanto coloca um saco de gelo em seu tornozelo, "é hora de você descobrir."

No dia seguinte, ele está no estacionamento da escola esperando por você depois da aula. "Entre aí. Quero que você veja o que faço", diz ele.

Seu pai o leva ao consultório dele no hospital e lhe mostra a constelação de diplomas na parede. Ao lado deles, uma coleção de prêmios que incluem palavras como *distinto* e *respeitável*. Ele lhe entrega um manual de cirurgia ortopédica que leva o nome dele.

"Foi você que escreveu?"

"Foi."

O celular dele toca. Após o telefonema, ele anuncia: "Vamos para o centro cirúrgico."

Você faz uma assepsia e o segue de muletas para a sala de cirurgia. Durante os minutos seguintes, você tem uma visão privilegiada de um procedimento em que ele reconstrói um tornozelo. Ele é o médico-chefe da sala de cirurgia. Ele nunca hesita nem pede conselhos. Simplesmente faz o que tem de fazer. Uma das enfermeiras sussurra: "Seu pai é o melhor."

Enquanto vocês dois vão para casa naquela noite, você olha para seu pai. Você o vê por uma nova perspectiva. Se ele pode realizar cirurgias ortopédicas, é provável que possa cuidar de um tornozelo inchado. Então, você pergunta: "Você acha que eu vou me recuperar para a dança?" E ele responde: "Sim, você vai."

> Sua ansiedade diminui à medida que você passa a conhecer mais seu pai.

Dessa vez, você acredita nele. Sua ansiedade diminui à medida que você passa a conhecer mais seu pai.

Eis o que penso: para Deus, nossos maiores medos são tornozelos torcidos.

Eis outra coisa que penso: muitas pessoas vivem desnecessariamente ansiosas porque vão mancar por um tempo.

Da próxima vez que tiver medo do futuro, alegre-se na soberania do Senhor. Alegre-se no que ele realizou. Alegre-se porque ele é capaz de fazer o que você não pode. Encha sua mente de pensamentos de Deus.

"[Ele é o] Criador, que é bendito para sempre" (Romanos 1:25).

"[Ele] é o mesmo, ontem, hoje e para sempre" (Hebreus 13:8).

"Os teus dias jamais terão fim" (Salmos 102:27).

Ele é rei, soberano, monarca absoluto e senhor supremo de toda a história. Um simples movimento de sua sobrancelha e um milhão de anjos se vira e bate continência para ele. Todo trono é um estrado para o dele. Toda coroa é feita de papel machê perto da dele. Ele não consulta conselheiros, não precisa de congresso algum e nem se reporta a ninguém. Ele está no comando.

A soberania dá ao santo o caminho interior para a paz. Outros veem os problemas do mundo e entrelaçam as mãos, preocupados. Nós vemos os problemas do mundo e dobramos os joelhos.

Foi o caso de Jeremias.

> Tirou-me a paz;
> esqueci-me o que é prosperidade.
> Por isso digo: "Meu esplendor já se foi,
> bem como tudo o que eu esperava do Senhor.
> Lembro-me da minha aflição
> e do meu delírio,
> da minha amargura e do meu pesar.

Lembro-me bem disso tudo,
e a minha alma desfalece dentro de mim" (Lamentações 3:17-20).

Jeremias foi o profeta de Judá durante um dos períodos mais sombrios de rebelião. O povo chamava-o de profeta chorão, porque era assim que ele era. Ele chorou diante da condição do povo e da depravação da fé que esse povo demonstrava. Foi ansioso a ponto de escrever um livro chamado Lamentações. Mas, então, considerou a obra de Deus. Com determinação, elevou os pensamentos ao seu rei. Observe a intencionalidade em suas palavras:

> Todavia, lembro-me também
> do que pode me dar esperança:
> Graças ao grande amor do SENHOR
> é que não somos consumidos,
> pois as suas misericórdias são inesgotáveis.
> Renovam-se cada manhã;
> grande é a sua fidelidade!
> Digo a mim mesmo:
> A minha porção é o SENHOR;
> portanto, nele porei a minha esperança.
> O SENHOR é bom para com aqueles
> cuja esperança está nele,
> para com aqueles que o buscam;
> é bom esperar tranquilo
> pela salvação do SENHOR (Lamentações 3:21-26).

> OUTROS VEEM OS PROBLEMAS DO MUNDO E ENTRELAÇAM AS MÃOS, PREOCUPADOS. NÓS VEMOS OS PROBLEMAS DO MUNDO E DOBRAMOS OS JOELHOS.

Erga os olhos. Não se perca em seus problemas. Tenha a ousadia de acreditar que coisas boas acontecerão. Tenha a ousadia de acreditar que Deus estava falando com você quando disse: "Deus age em todas as coisas para o bem daqueles que o amam" (Romanos 8:28). A mente não pode estar cheia de Deus e de medo ao mesmo tempo. "Tu, SENHOR, guardarás em perfeita paz aquele cujo propósito está firme, porque em ti confia" (Isaías 26:3). Você está angustiado, inquieto, não consegue dormir? Então, alegre-se na soberania do Senhor. Eu o desafio – ouso desafiá-lo a expor suas preocupações em

> A mente não pode estar cheia de Deus e de medo ao mesmo tempo.

uma hora de adoração. Suas preocupações derreterão como gelo na calçada em um dia de verão.

A ansiedade passa à medida que a confiança aumenta. Em outra passagem bíblica, Jeremias faz uma conexão direta entre fé e paz.

> Bendito é o homem
> cuja confiança está no Senhor,
> cuja confiança nele está.
> Ele será como uma árvore
> plantada junto às águas
> e que estende as suas raízes
> para o ribeiro.
> Ela não temerá quando chegar o calor,
> porque as suas folhas
> estão sempre verdes; *não ficará ansiosa* no ano da seca
> nem deixará de dar fruto (Jeremias 17:7-8, grifo nosso).

Muitos anos atrás, passei uma semana visitando o interior do Brasil com um piloto que era missionário há bastante tempo. Ele sobrevoava um circuito de cidades remotas em um avião bimotor que ameaçava desmontar à menor rajada de vento. Wilbur e Orville* tinham um avião mais resistente.

Eu não conseguia me sentir à vontade. Ficava imaginando que o avião cairia em alguma floresta brasileira e eu seria devorado por piranhas ou engolido por uma sucuri. Não parava de me mexer, de olhar para baixo e de me segurar no assento. (Como se isso ajudasse!) Por fim, o piloto se cansou da minha agitação, olhou para mim e falou mais alto que o ruído do avião: "Nós não vamos passar por nada que escape ao meu controle. Você também pode confiar porque eu sei pilotar o avião."

Deus está dizendo o mesmo para você?

Examine as estacas que sustentam sua fé. Cuide para que em uma delas estejam escritas as palavras: "Meu Deus é soberano."

---

* Willbur e Orville, conhecidos como Irmãos Wright, são considerados, nos Estados Unidos, os pioneiros da aviação. [N. T.]

Capítulo 3

ALEGREM-SE NA MISERICÓRDIA DO SENHOR

A culpa agita a alma. A graça, acalma.

Minha ressaca foi terrível, mas consegui sobreviver à dor de cabeça.

A náusea era palpável, mas eu sabia que iria passar.

A disciplina foi severa, mas mereci.

O que eu não suportava era a culpa.

Fui ensinado desde cedo que a embriaguez era um erro. Nossa árvore genealógica é marcada por uma praga chamada alcoolismo. Meu pai deixou claro: o consumo de álcool gera problemas que conduzem à desgraça. Ele me levava com frequência a centros de reabilitação para visitar seus irmãos para o bem deles e para o nosso. A batalha contra a garrafa custou-lhes o casamento, o emprego e a saúde. Ele insistia para que eu aprendesse com os erros deles. Prometi mais de uma vez que nunca ficaria bêbado.

Então, por que fiquei? Por que meu amigo e eu, aos dezesseis anos, ficamos tão bêbados a ponto de nenhum de nós poder dirigir com segurança? Por que dirigi mesmo assim? Por que bebi tanto a ponto de ir para a cama com a cabeça rodando e o estômago embrulhado? Por que fiquei tão bêbado a ponto de não conseguir ficar em pé?

Eu sinceramente pensei que meu pai não me ouviria vomitar. (Ele ouviu.) Eu pensei que ele acreditaria na desculpa que dei de que havia sido a comida mexicana. (Ele não acreditou.) Quando acordei, na manhã seguinte, eu estava com uma terrível dor de cabeça, um pai irritado e a consciência pesada.

Há uma culpa que se assenta na alma como um bloco de concreto e leva a pessoa a se sentir mal por estar viva. Há uma culpa que diz: "Fiz algo ruim". E essa mesma culpa conclui: "eu sou ruim". Foi essa culpa profunda e sombria que senti. Vi-me cara a cara com uma versão de mim que nunca havia conhecido.

Talvez haja alguém neste mundo que não tenha se sujado nessa lama de remorso, mas nunca conheci tal pessoa. O que derruba você? Sexo casual? Brigas de rua? Você pôs no bolso algo que não era seu? Ou talvez sua culpa seja resultado não de um momento na vida, mas de uma fase da vida. Você falhou como pai. Você estragou tudo em sua carreira. Você desperdiçou sua juventude ou seu dinheiro.

O resultado? Culpa.

Uma dura consequência da culpa? Ansiedade.

Surpreso? Listas de coisas que desencadeiam a ansiedade normalmente incluem agendas cheias, demandas irreais ou trânsito congestionado. Mas devemos ir mais fundo. Por trás da expressão nervosa no rosto da humanidade está uma culpa não resolvida.

> POR TRÁS DA EXPRESSÃO NERVOSA NO ROSTO DA HUMANIDADE ESTÁ UMA CULPA NÃO RESOLVIDA.

Na verdade, a primeira razão para a ansiedade da humanidade pode ser atribuída à culpa. "Ouvindo o homem e sua mulher os passos do Senhor Deus que andava pelo jardim quando soprava a brisa do dia, esconderam-se da presença do Senhor Deus entre as árvores do jardim" (Gênesis 3:8).

O que aconteceu com a primeira família? Até esse momento, não havia indicação alguma de que eles tinham sentido algum medo ou apreensão. Eles nunca haviam se escondido de Deus. Na verdade, não tinham nada para esconder. "O homem e sua mulher viviam nus, e não sentiam vergonha" (Gênesis 2:25).

Mas então vieram a serpente e o fruto proibido. O primeiro casal disse "sim" para a tentação da serpente e "não" para Deus. E, ao fazerem isso, seu mundo desmoronou como um castelo de cartas. Eles correram para os arbustos e se esconderam, sentindo um misto de vergonha e pavor. Pegando migalhas do pacote de biscoitos que lhes havia sido dito para evitar, eles começaram a fazer massas para se cobrir.

Observe a sequência. Primeiro, veio a culpa; em seguida, a ansiedade. A culpa dirigia o caminhão, mas a ansiedade era a carga transportada. Adão e Eva não souberam digerir seu fracasso. Nem nós sabemos. Mas, mesmo assim, tentamos. Não nos enfiamos em arbustos. Temos formas mais sofisticadas de lidar com nossa culpa.

Nós a anestesiamos com uma garrafa de vodca, com uma hora de pornografia na internet, com um cigarro de maconha ou um encontro no motel. A culpa desaparece durante o *happy hour*, certo? Engraçado como ela reaparece quando chegamos em casa.

Nós a negamos. Fingimos que nunca tropeçamos. Elaboramos um plano para encobrir a má escolha. Uma mentira leva à outra e assim sucessivamente. Ajustamos a segunda história para que se alinhe com a primeira. Não vai demorar muito e nossa reação automática a qualquer problema será: como posso prolongar a farsa?

Nós a minimizamos. Nós não pecamos; apenas nos perdemos no caminho. Nós não pecamos; apenas nos deixamos envolver pelo momento. Nós não pecamos; apenas tomamos o caminho errado. Tivemos um lapso de julgamento.

Nós a enterramos. Abafamos a culpa debaixo de um monte de trabalho e de uma agenda de compromissos. Quanto mais ocupados ficamos, menos tempo passamos com as pessoas de quem passamos a gostar menos: nós mesmos.

Nós punimos a culpa. Nós nos mutilamos. Nós nos ferimos. Batemos em nós mesmos. Nós nos fustigamos. Pode não ser com chicotes, mas com regras. Mais regras. Longas listas de coisas para fazer e observâncias para cumprir. Penitência dolorosa. Oramos mais! Estudamos mais! Ofertamos mais! Acordamos mais cedo; ficamos acordados até mais tarde.

Evitamos mencioná-la. Não tocamos no assunto. Não contamos à família, ao pregador, aos amigos. Mantemos tudo na superfície e esperamos que o monstro da culpa do Lago Ness permaneça lá no fundo.

Nós a redirecionamos. Nós descarregamos nos filhos. Nós a atiramos no cônjuge. Gritamos com os funcionários ou com o motorista na faixa ao lado.

Nós a compensamos. Decidimos nunca mais cometer outro erro. Construímos a família perfeita. Criamos a carreira perfeita. Tiramos notas perfeitas. Somos cristãos perfeitos. Tudo deve ser perfeito: cabelo, carro, tom de voz. Permanecemos no controle. Somos totalmente intolerantes com deslizes ou erros cometidos por nós mesmos ou pelos outros.

Nós a personificamos. Não ficamos bêbados; estamos embriagados. Não erramos; somos o erro. Não só fizemos algo ruim; somos ruins. Ruins para valer. Podemos até nos orgulhar de nossa maldade. É apenas uma questão de tempo para que façamos algo ruim novamente.

Adão e Eva se esconderam atrás de folhas de figueira, arbustos e mentiras. Não mudou muita coisa.

Voltemos para a história de Max, aos dezesseis anos, e imaginemos o adolescente que acordou no chiqueiro de um filho pródigo. Imagine que ele decida tratar a própria vergonha com uma das opções mencionadas anteriormente ou com uma combinação delas. Talvez ele minimize ou ignore o acontecido. Talvez opte pela estrada da autopunição impiedosa. Assim, mais uma vez, ele poderia anestesiar o arrependimento com outra garrafa de vodca.

O que acontecerá com Max se ele nunca descobrir um bom tratamento para seu fracasso? Que tipo de pessoa a culpa não resolvida cria? Uma pessoa ansiosa, sempre se escondendo, fugindo, negando, fingindo. Como admitiu um homem: "Eu vivia uma mentira porque tinha medo de que alguém pudesse me ver como eu realmente era e pensar mal de mim, desaprovar-me, rejeitar-me ou julgar-me. Então, eu me escondia atrás das minhas folhas de figueira da competência, do conhecimento, da superespiritualidade ou de uma lista completa de outras opções. Viver essa mentira era exaustivo e criava ansiedade."[1]

A culpa não resolvida irá transformar você em uma pessoa distraída, infeliz, cansada, irritada, estressada e inquieta. Em um salmo que Davi escreveu, provavelmente depois de seu caso com Bate-Seba, o rei disse:

> Enquanto eu mantinha escondidos os meus pecados,
> o meu corpo definhava de tanto gemer.
> Pois dia e noite
> a tua mão pesava sobre mim;
> minhas forças foram-se esgotando
> como em tempo de seca (Salmos 32:3-4).

A culpa suga a vida de nossa alma.

A graça a restaura.

O apóstolo Paulo apegou-se a essa graça. Da mesma forma que creu na soberania de Deus, ele confiou na misericórdia divina. Ninguém tinha mais razão para sentir o peso da culpa do que Paulo. Ele havia planejado a morte de cristãos. Era a versão antiga de um terrorista, prendendo cristãos e, em seguida, derramando o sangue deles. "Saulo, por sua vez, devastava a igreja. Indo de casa em casa, arrastava homens e mulheres e os lançava na prisão" (Atos 8:3).

Além disso, ele era um completo legalista. Antes de conhecer a Cristo, Paulo havia passado a vida tentando salvar a si mesmo. Sua salvação dependia de sua perfeição, de suas realizações.

> A CULPA SUGA A VIDA DE NOSSA ALMA.
> A GRAÇA A RESTAURA.

> Se alguém pensa que tem razões para confiar na carne, eu ainda mais: circuncidado no oitavo dia de vida, pertencente ao povo de Israel, à tribo de Benjamim, verdadeiro hebreu; quanto à Lei, fariseu; quanto ao zelo, perseguidor da igreja; quanto à justiça que há na Lei, irrepreensível (Filipenses 3:4-6).

Paulo tinha sangue nas mãos e diplomas religiosos na parede, até que veio o episódio na estrada para Damasco.

Jesus apareceu. Depois de ter visto Jesus, Paulo já não podia enxergar. Já não podia enxergar valor em seu currículo, mérito em seus méritos ou valor em suas boas obras. Já não via razões para se vangloriar de algo que havia feito. A única opção que lhe restara era passar o resto da vida falando menos sobre si mesmo e mais sobre Jesus.

Ele se tornou o grande poeta da graça. "Mas o que para mim era lucro, passei a considerar como perda, por causa de Cristo" (Filipenses 3:7).

Em troca de salvar a si mesmo, Paulo recebeu de Deus justiça. "E ser encontrado nele, não tendo a minha própria justiça que procede da Lei, mas a que vem mediante a fé em Cristo" (Filipenses 3:9).

Paulo entregou sua culpa a Jesus. Ponto. Ele não a anestesiou, escondeu, negou, compensou ou puniu. Ele simplesmente a entregou a Jesus. Como resultado, escreveu: "Não penso que eu mesmo já o tenha alcançado, mas uma coisa faço: esquecendo-me das coisas que ficaram para trás e avançando para as que estão adiante, prossigo para o alvo, a fim de ganhar o prêmio do chamado celestial de Deus em Cristo Jesus" (Filipenses 3:13-14).

O que o apóstolo diria a um adolescente cheio de culpa? Simplesmente isto: "Alegre-se na misericórdia do Senhor. Confie que ele é capaz de perdoar. Deixe de lado qualquer tentativa de salvar ou justificar a si mesmo. Chega de ficar se escondendo atrás de folhas de figueira. Lance-se sobre a graça de Cristo e somente de Cristo."

Feliz é o santo que está ciente da gravidade do pecado e, ao mesmo tempo, da imensidão da graça. O pecado não é diminuído, nem o é a capacidade de Deus de perdoá-lo. O santo vive na graça, não na culpa. Assim é a alma tranquila.

A graça de Deus é o solo fértil do qual brota coragem. Como disse Paulo a Tito: "Porque a graça de Deus se manifestou salvadora a todos os homens [...]. É isso que você deve ensinar, exortando-os [fortificando a coragem deles]" (Tito 2:11,15).

Posso testemunhar o poder dessa graça. Eu poderia levá-lo à cidade, à igreja dentro da cidade, à seção dos assentos dentro do auditório da igreja e seria capaz de achar o assento em que estava sentado quando essa graça me encontrou. Eu tinha 21 anos e estava no segundo ano da faculdade. Durante quatro anos, convivi com o bloco de concreto da culpa, não apenas por causa daquela primeira noite de embriaguez, mas também de outras cem iguais a ela. A culpa havia transformado minha vida em um caos, eu caminhava para uma vida de sofrimento. Foi então que um pregador fez por mim o que estou tentando fazer por você: descrever a graça divina, que é maior do que o pecado. Quando, no final da mensagem, ele perguntou se alguém gostaria de ir à frente e receber essa graça, os grilhões de ferro não puderam deter-me. Verdade seja dita, eu estava preso por eles. Mas a misericórdia quebrou os grilhões da culpa e me libertou. Conheço essa verdade por experiência própria: a culpa agita a alma; a graça, acalma.

Isso aconteceu há quarenta anos. Nos anos seguintes, vários tipos de ansiedade me perseguiram. Mas era ansiedade baseada na culpa? Não, senhor. O benefício de ser um grande pecador é depender de uma grande graça. Encontrei um perdão que é profundo demais para ser sondado, cujo cume é alto demais para ser visto. Nunca estive parcialmente salvo desde o momento em que fui salvo.

> FELIZ É O SANTO QUE ESTÁ CIENTE DA GRAVIDADE DO PECADO E, AO MESMO TEMPO, DA IMENSIDÃO DA GRAÇA. O PECADO NÃO É DIMINUÍDO, NEM O É A CAPACIDADE DE DEUS DE PERDOÁ-LO.

Nenhuma transgressão subtraiu parte da minha salvação. Nenhuma boa ação, se é que há alguma, a aperfeiçoou. Minha salvação não tem nada a ver com minhas obras, mas tudo a ver com a obra consumada de Cristo na cruz.

Você conhece essa graça? Se não, estamos diante da fonte de sua ansiedade. E você pensava que o problema era sua agenda, seu casamento, seu trabalho. Na realidade, é essa culpa não resolvida.

Não se entregue nem se afunde no porão de sua própria condenação. Há uma razão para o para-brisa ser maior do que o espelho retrovisor. Seu futuro é mais importante do que seu passado. A graça de Deus é maior do que o pecado. O que você fez pode ter sido mau, mas o seu Deus é bom. E ele irá perdoá-lo. Ele está pronto para escrever um novo capítulo em sua vida. Diga

> Minha salvação não tem nada a ver com minhas obras, mas tudo a ver com a obra consumada de Cristo na cruz.

com Paulo: "Esquecendo-me das coisas que ficaram para trás e avançando para as que estão adiante, prossigo para o alvo, a fim de ganhar o prêmio do chamado celestial de Deus em Cristo Jesus" (Filipenses 3:13-14).

Denalyn e eu desfrutamos de um jantar agradável em um restaurante local um dia desses. Quase no momento em que recebíamos a conta, um membro da igreja veio ao nosso encontro. Ele nos reconheceu e veio nos dar um "oi". Depois de conversarmos por alguns minutos, ele estendeu a mão, pegou nossa conta e disse: "Eu cuido disso." (Que homem de Deus!)

Quando ele a pegou, adivinhe o que fiz? Eu o deixei ficar com ela! Até pedi uma sobremesa extra. (Na verdade, não!) Apenas o deixei fazer o que ele queria fazer: eu o deixei levá-la embora.

Um dia, todos nós estaremos diante de Deus. Todos estaremos presentes. Todos teremos de prestar contas de nossa vida. Cada pensamento, cada feito, cada ação. Não fosse pela graça de Cristo, esse pensamento seria apavorante para mim.

Contudo, de acordo com as Escrituras, Jesus veio para "[tirar] o pecado do mundo" (João 1:29). No dia em que eu estiver diante do trono de Deus, vou apontar para Cristo. Quando minha lista de pecados for apresentada, vou fazer um gesto para ele e dizer: "Ele a levou."

Deixe que ele leve a sua conta.

Em um dos livros de Henri Nouwen, ele fala sobre a lição de confiança que aprendeu com uma família de trapezistas conhecidos como os Flying Rodleighs. Ele conversou com eles por um tempo depois de vê-los voar pelo ar com elegante equilíbrio. Quando perguntou a um dos trapezistas qual era o segredo deles, o acrobata respondeu:

> No grande ato do trapézio da salvação, Deus é o pegador, e nós somos os voadores. Nós confiamos. Ponto.

O segredo é que o voador não faz nada e o pegador faz tudo. Quando voo para Joe [que é quem me pega], tenho simplesmente de estender os braços e as mãos e esperar que ele me pegue e puxe com segurança para cima da base de apoio [...]

A pior coisa que o voador pode fazer é tentar pegar o pegador. Eu não devo pegá-lo. É Joe quem deve me pegar. Se eu agarrasse os punhos dele, poderia quebrá-los, ou então ele poderia quebrar os meus, e isso seria o fim para nós dois. O voador deve voar, e o pegador deve pegar; o voador deve confiar, com os braços estendidos, que seu pegador estará lá à sua espera.²

No grande ato do trapézio da salvação, Deus é o pegador, e nós somos os voadores. Nós confiamos. Ponto. Confiamos exclusivamente na capacidade de Deus de nos pegar. Enquanto fazemos isso, algo maravilhoso acontece: nós voamos.

Seu Pai nunca deixou ninguém cair. Ele não deixará você cair. Ele segura com firmeza, e suas mãos estão abertas. Como proclamou o apóstolo Paulo: "O Senhor me livrará de toda *obra maligna* e me levará a salvo para o seu Reino celestial. A ele seja a glória para todo o sempre. Amém" (2Timóteo 4:18, grifo nosso). Coloque-se inteiramente sob os cuidados de Deus. Ao fazer isso, você verá que é possível – sim, possível! – não andar ansioso por coisa alguma.

> HÁ UMA RAZÃO PARA O PARA-BRISA SER MAIOR DO QUE O ESPELHO RETROVISOR. SEU FUTURO É MAIS IMPORTANTE DO QUE SEU PASSADO.

Capítulo 4

ALEGREM-SE
SEMPRE NO SENHOR

Deus usa todas as coisas para realizar sua vontade.

Coloque um dedo sobre cada uma de suas têmporas. Agora faça esta oração: *Obrigado, Senhor, por minhas amígdalas. Obrigado, Senhor, pelos dois grupos de neurônios em forma de amêndoas que residem dentro de meu cérebro. Eu não estaria vivo sem eles.*

A verdade é que você não estaria. Graças às amígdalas, você corre em busca de proteção quando um urso-pardo ruge, dá um passo para trás no meio-fio quando um carro buzina e abaixa a cabeça quando uma bola vem em sua direção.

Suas amígdalas funcionam como um sistema de alarme. Se um intruso quebrar uma janela ou forçar a porta de sua casa para abri-la, seu sistema de segurança o avisa. Campainhas, alarmes, buzinas, luzes! Levante-se, saia e proteja-se! O sistema o adverte antes de você ter tempo para pensar no assunto.

As amígdalas fazem o mesmo. Nós não pensamos de modo consciente quando *um carro está se aproximando. Estou no meio do caminho. O carro é grande; eu sou pequeno. O carro é rápido; eu sou lento. É melhor me mexer.* As amígdalas provocam uma reação antes que saibamos que uma reação se faz necessária. E quando elas ordenam, o resto do corpo reage. Nossas pupilas se dilatam, melhorando nossa visão. Respiramos mais rapidamente, bombeando mais oxigênio para os pulmões. Nossa frequência cardíaca aumenta, injetando mais sangue no sistema. A adrenalina transforma-nos em Hércules. Somos mais rápidos, mais fortes, mais capazes de escapar do perigo ou da luta graças à adrenalina. Os vasos sanguíneos superficiais se contraem, reduzindo a perda de sangue relacionada a traumas nos momentos após a lesão. Até mesmo o sistema intestinal reage, às vezes de maneira constrangedora, descartando o peso desnecessário daquilo que almoçamos. Estamos prontos para lutar ou fugir, subitamente mais rápidos, mais fortes e mais alertas.[1]

Gostamos de nossas amígdalas.

No entanto, não gostamos das que são supersensíveis. Não queremos um sistema em casa que dispare com uma simples brisa ou o latido de um cachorro. Não queremos isso em nossa casa. Nem queremos isso em nossa cabeça.

Ansiedade constante são amígdalas com comichão do dedo no gatilho. Elas veem uma mancha na pele e imaginam ser um câncer. Veem uma queda na economia e imaginam ser recessão. Ouvem adolescentes reclamarem e concluem: *eles estarão nas drogas antes de irem para a faculdade.* Ansiedade constante é o sistema de alarme mental que nunca desliga.

A ansiedade limitada é útil. Precisamos ser alertados para o perigo. O que não precisamos é viver em estado de alerta.

Eis o motivo. Deus criou nosso cérebro para se recompor com substâncias naturais destinadas a elevar o humor e com tranquilizantes como dopamina e serotonina. Eles restauram a alegria e a paz. Porém, se as amígdalas nunca param, os tranquilizantes naturais nunca têm oportunidade de desempenhar seu papel. O cérebro nunca reinicia. Ficamos nervosos, confusos e inquietos. Essa é a má notícia. A boa notícia é

> ANSIEDADE CONSTANTE SÃO AMÍGDALAS COM COMICHÃO DO DEDO NO GATILHO.

esta: Deus pode acalmar nossas amígdalas! E ele pode muito bem usar as palavras do apóstolo Paulo para isso.

Paulo exorta-nos: "Alegrem-se *sempre* no Senhor" (Filipenses 4:4, grifo nosso). Não apenas em dias de pagamento, sextas-feiras, dias maravilhosos ou aniversários. Mas se alegre sempre no Senhor. Você não é o primeiro a ler a palavra *sempre* e levantar a sobrancelha. *Alegrem-se sempre no Senhor?*

"Sim, certo", resmunga o leitor na cama do hospital.

"Como?", suspira o pai desempregado.

"Sempre?", pergunta a mãe cuja criança nasceu com uma deficiência.

Uma coisa é se alegrar no Senhor quando a vida está boa, mas e quando o mar não está para peixe?

José conheceu esse desafio. Esse herói do Antigo Testamento antecedeu o apóstolo Paulo em quase vinte séculos, mas ambos conheceram o desafio da prisão. O cárcere de José era úmido e escuro, um calabouço subterrâneo sem janelas e com comida estragada e água amarga.

Ele não tinha saída. E não tinha amigo para ajudá-lo. Pensou que tivesse. Havia feito amizade com dois homens da corte do faraó: um era copeiro e o outro era padeiro, e ambos estavam angustiados com seus sonhos. José tinha o dom de interpretar sonhos e ofereceu-se para ajudar. Ele tinha uma má notícia para o padeiro ("Coloque seus assuntos em dia; você vai morrer") e uma boa notícia para o copeiro ("Faça as malas; você vai voltar para a casa do faraó"). José pediu ao copeiro que intercedesse por ele. O copeiro concordou. O coração de José disparou; suas esperanças aumentaram. Ele não tirava os olhos da porta da prisão, esperando ser libertado a qualquer momento.

"O chefe dos copeiros, porém, não se lembrou de José; ao contrário, esqueceu-se dele" (Gênesis 40:23). Ao que parece, o mesmo aconteceu com todos os demais. A história de José é de abandono.

Seus irmãos não gostavam de seus sonhos e de seu excesso de confiança e haviam decidido matá-lo e jogá-lo em um poço. Se a ganância deles não tivesse sido um pouquinho maior que a sede de sangue, ele teria morrido. Quando tiveram a chance de vendê-lo para mercadores viajantes, eles fizeram isso.

O pai de José ficou totalmente à parte. Esperaríamos ler sobre a súbita aparição de Jacó, procurando pelo filho, resgatando-o e levando-o para casa. Não lemos isso, porque Jacó não apareceu. Ele simplesmente sumiu.

José foi levado para o Egito e leiloado como um animal de fazenda. O bisneto de Abraão foi vendido para quem ofereceu o preço mais alto.

Mesmo assim, ele se saiu bem. Esforçou-se para chegar ao topo na casa de Potifar. Mas, então, a dona da casa pôs os olhos nele. Ela agiu de má-fé, e José saiu, deixando-a segurando o manto que ele usava. Quando ela o acusou de tentar estuprá-la, seu marido ficou do lado dela e jogou José na prisão. José foi preso por um crime que não cometera.

Ainda assim, ele não desistiu. Tornou-se um prisioneiro exemplar. Arrumava sua cama, fazia amigos e causou uma boa impressão no carcereiro que o reconheceu como prisioneiro do mês e o promoveu a encarregado dos presos. José conheceu o copeiro e pediu ajuda. O copeiro aceitou ajudá-lo, mas logo se esqueceu, e a crueldade pesou mais na balança. José padeceu por dois anos na prisão sem notícia nem solução.

Dois anos! Muito tempo para desistir. Muito tempo para o mundo ficar cinza, para as gárgulas do medo aparecerem. Muito tempo para se perguntar: *é assim que Deus trata seus filhos? Essa é a recompensa de Deus pela boa conduta? Você faz o melhor e é isso que você ganha? Uma cela de prisão e uma cama dura?*

Se José fez essas perguntas, não sabemos. Mas se você as fizer, não será o único.

Denalyn e eu passamos a maior parte da noite anterior ouvindo uma mulher enquanto ela nos contava sobre o caso mais recente do marido. Essa é a terceira vez que ele flerta com alguém. Ela pensou que eles já haviam superado a infidelidade. A ponte da confiança estava recebendo novo cimento e reforço; eles estavam conversando mais; brigando, raramente. Ao que parecia, a vida estava indo bem.

Então, ela viu a fatura do cartão de crédito e o confrontou. Ele ficou na defensiva. Ela perdeu o controle e ele saiu. Foi uma confusão.

Ela perguntou entre soluços: "Onde está Deus nisso tudo?"

E você? Você não foi jogado na prisão, como José, mas, talvez tenha sido ao acabar novamente nos Alcoólicos Anônimos ou em um abrigo para mulheres ou na fila do desemprego. E você se pergunta: *Eu acredito em Deus. Ele sabe disso? Ele se importa?*

O deísmo diz que não. Deus criou o universo e depois o abandonou.

O panteísmo diz que não. A criação não tem história nem propósito em si mesma; ela é apenas uma parte de Deus.

O ateísmo diz que não. Não é de surpreender que a filosofia que rejeita a existência de um deus irá, por sua vez, rejeitar a possibilidade de um plano divino.

O cristianismo, por outro lado, diz: "Sim, existe um Deus. Sim, esse Deus está, pessoal e poderosamente, envolvido com sua criação."

"O Filho é o resplendor da glória de Deus e a expressão exata do seu ser, sustentando todas as coisas por sua palavra poderosa" (Hebreus 1:3). A palavra grega traduzida como "sustentando" é um termo comumente usado no Novo Testamento para "carregando" ou "trazendo".[2] Os amigos *carregaram* o paralítico até Jesus, e os servos *trouxeram* vinho ao encarregado da festa. Eles "sustentaram" o homem e o vinho (Lucas 5:18, João 2:8). Garantiram a entrega segura.

Dizer que Jesus está "sustentando todas as coisas por sua palavra poderosa" é dizer que ele está levando a criação para um objetivo desejado. O uso do gerúndio implica que Jesus está continuamente ativo em sua criação. Ele exerce a supremacia sobre todas as coisas.

Distante? Diferente? Deus, não. "Ele é antes de todas as coisas, e nele tudo subsiste" (Colossenses 1:17). Se ele quisesse se distanciar, a criação entraria em colapso. Sua resignação significaria nossa evaporação. "Pois nele vivemos, nos movemos e existimos" (Atos 17:28). Por causa dele, a água permanece molhada e as rochas permanecem firmes. As leis da gravidade e da termodinâmica não mudam de geração em geração. Com sua mão no leme da criação, a primavera ainda vem depois do inverno, e o inverno vem depois do outono. Há uma ordem para o universo. Deus sustenta todas as coisas.

E isso é fundamental: ele usa todas as coisas para realizar sua vontade. Ele "faz todas as coisas segundo o propósito da sua vontade" (Efésios 1:11). O verbo "faz" vem da palavra grega *energeō*.[3] Deus é a energia, é a força dinâmica por trás de todas as coisas. Nenhum momento, evento ou detalhe foge da sua supervisão. Ele está diante do universo como um regente diante da orquestra sinfônica, chamando os elementos a desempenharem seu papel na reprise divina.

> É o Senhor que faz crescer o pasto para o gado,
> e as plantas que o homem cultiva,
> para da terra tirar o alimento:
> o vinho, que alegra o coração do homem;
> o azeite, que lhe faz brilhar o rosto,
> e o pão que sustenta o seu vigor (Salmos 104:14-15).

É Deus quem "faz raiar o seu sol sobre maus e bons e derrama chuva sobre justos e injustos" (Mateus 5:45). É Deus que alimenta os pássaros e observa os pardais (Mateus 6:26; 10:29). Deus é responsável por tudo, até pelos detalhes de nossa vida.

Ele não está elaborando esse plano enquanto segue em frente. E não dá corda no relógio e vai embora. "O Deus Altíssimo domina sobre os reinos dos homens e coloca no poder a quem ele quer" (Daniel 5:21). Ele "julga: Humilha a um, a outro exalta" (Salmos 75:7). "A ira do Senhor não se afastará até que ele tenha completado os seus propósitos" (Jeremias 30:24).

Veja esses verbos rígidos: Deus "domina", "coloca", "julga", "completa". Esses termos atestam a existência de um Arquiteto e de um plano celestial que inclui você. "Nele fomos também escolhidos [...] conforme o plano daquele que faz todas as coisas segundo o propósito da sua vontade" (Efésios 1:11).

Então, se Deus está no comando, por que José foi para a prisão? Por que o casamento de nosso amigo está com problemas? Por que Deus permite que desafios surjam em nosso caminho? Um Deus Todo-Poderoso não iria impedi-los?

Não, se servirem ao seu propósito maior. Você se lembra do resto da história? Quando o faraó ficou angustiado com seus sonhos, o copeiro se lembrou do pedido de José. Ele mencionou José ao faraó e, com a mesma rapidez com que você consegue dizer a palavra *providência*, José passou da prisão para o palácio. Ele interpretou o sonho que era um prenúncio da fome. O faraó promoveu-o a primeiro-ministro e José atravessou a crise com êxito, salvando não apenas os egípcios, mas também a família de Jacó.

Anos mais tarde, José diria aos seus irmãos: "Vocês planejaram o mal contra mim, mas Deus o tornou em bem, para que hoje fosse preservada a vida de muitos. Por isso, não tenham medo. Eu sustentarei vocês e seus filhos" (Gênesis 50:20-21). Duas palavras no coração dessa passagem revelam o coração da esperança providencial: *mas Deus*. "Vocês planejaram o mal, mas Deus [...]" O que era intentado como mal tornou-se em bem. Por quê? Porque José manteve Deus no meio de sua circunstância.

José via os sofrimentos de sua vida pela lente da providência divina. Posso pedir que você faça o mesmo? Se você não fizer, a ansiedade irá persegui-lo todos os dias de sua vida. Sinceramente, não tenho palavras para argumentar contra o estresse do ateu ou do agnóstico. O que alivia a ansiedade deles? Ioga? Exercícios de respiração profunda? Velas para aliviar o estresse? É como um cavaleiro em um combate com um palito de dentes no lugar de uma lança.

A soberania de Deus, por outro lado, convida-nos a lutar contra o ataque de aflição com a espada que tem as palavras, "*mas Deus*" gravadas nela.

A empresa está reduzindo seu pessoal, *mas Deus* ainda é soberano.

O câncer voltou, *mas Deus* ainda ocupa o trono.

Fui um idiota durante os primeiros anos de meu casamento, *mas Deus* me mostrou como conduzir uma família.

Eu era uma pessoa ansiosa, perturbada, *mas Deus* foi me dando coragem.

> A SOBERANIA DE DEUS CONVIDA-NOS A LUTAR CONTRA O ATAQUE DE AFLIÇÃO COM A ESPADA QUE TEM AS PALAVRAS "MAS DEUS" GRAVADAS NELA.

Os irmãos tinham toda intenção do mundo de fazer mal a José, mas Deus, em sua providência, usou o mal intentado para o bem maior. Ele nunca roubou livre-arbítrio dos irmãos. Nunca lhes impôs sua natureza. Mas também não permitiu que o pecado e a natureza de pecado deles ditassem a ordem do dia. Ele redirecionou o mal para o bem. Deus usa todas as coisas para cumprir seu propósito. Deus não será dissuadido de seu plano de sustentar e levar a criação à glória que ele intenta para ela.

A maior prova da providência é a morte de Cristo na cruz. Nenhuma ação foi pior. Nenhum outro dia foi tão escuro. Contudo, Deus não só sabia da crucificação, como também a ordenou. Como disse Pedro aos assassinos: "Este homem lhes foi entregue por propósito determinado e pré-conhecimento de Deus; e vocês, com a ajuda de homens perversos, o mataram, pregando-o na cruz. *Mas Deus* o ressuscitou dos mortos, rompendo os laços da morte, porque era impossível que a morte o retivesse" (Atos 2:23-24, grifo nosso).

Todos pensaram que a vida de Jesus havia chegado ao fim, mas Deus, não. Seu Filho foi morto e sepultado, mas Deus o ressuscitou dentre os mortos. Deus tomou a crucificação da sexta-feira e transformou-a na celebração de domingo.

Ele não pode mudar sua situação?

Lamento pela dor que a vida lhe deu. Sinto muito se seus pais abandonaram você. Sinto muito se seu professor o ignorou. Sinto muito se seu cônjuge disse "aceito" no dia do casamento, mas "não aceito" todos os dias depois dele. Sinto muito se você foi tocado de forma inapropriada, foi alvo de escárnios intencionais ou foi demitido injustamente. Sinto muito se você acabou no Egito.

Mas a história de José nos ensina que temos uma escolha. Podemos usar nossa mágoa ou nossa esperança. Podemos nos abastecer de nossa desgraça ou nos revestir da providência de Deus. Podemos nos render ao caos da vida ou nos inclinar para o plano perfeito de Deus. E podemos crer nesta promessa: "Deus age em todas as coisas para o bem daqueles que o amam, dos que foram chamados de acordo com o seu propósito" (Romanos 8:28).

Nas famosas lojas de rendas de Bruxelas, na Bélgica, certos recintos são dedicados à fiação das rendas mais belas com os desenhos mais delicados. Esses recintos são completamente escuros, com exceção da luz natural vinda de uma janela

> DEUS TOMOU A CRUCIFICAÇÃO DA SEXTA-FEIRA E TRANSFORMOU-A NA CELEBRAÇÃO DE DOMINGO.

solitária. Somente uma fiandeira fica sentada no local. A luz cai sobre o desenho enquanto a ela permanece no escuro.[4]

Deus permitiu um tempo de escuridão no mundo em que você vive? Você olha, mas não pode vê-lo. Você só vê a trama das circunstâncias tecidas e entrelaçadas e talvez questione o objetivo por trás desse ou daquele fio. Mas tenha certeza de uma coisa: Deus tem um padrão. Ele tem um plano. Ele não acabou, mas, quando tiver acabado, a renda ficará linda.

Algum tempo atrás, fiz uma visita especial ao American Colony Hotel, em Jerusalém. Eu estava em Israel com uma lista longa de lugares para visitar. Mas, no topo da lista, estava uma visita ao saguão do American Colony Hotel. Coloquei-a em meu roteiro não por eu ser também norte-americano. Não porque a comida do restaurante é deliciosa ou as acomodações são particularmente agradáveis. A comida é deliciosa e o estabelecimento é maravilhoso, mas fui por outro motivo. Eu queria ver o manuscrito que está pendurado na parede, emoldurado e à vista de todos.

> VOCÊ TALVEZ QUESTIONE O OBJETIVO POR TRÁS DESSE OU DAQUELE FIO. MAS TENHA CERTEZA DE UMA COISA: DEUS TEM UM PADRÃO. ELE TEM UM PLANO. ELE NÃO ACABOU, MAS, QUANDO TIVER ACABADO, A RENDA FICARÁ LINDA.

Horatio Spafford escreveu a letra sem imaginar que ela se tornaria as palavras de um dos hinos mais queridos do mundo. Spafford foi um advogado próspero e presbítero da Igreja Presbiteriana. Em 1871, ele e sua esposa, Anna, sofreram perdas trágicas no incêndio ocorrido em Chicago. Em novembro de 1873, Anna e seus filhos partiram de navio para a Europa com um grupo de amigos. Horatio ficou em casa para cuidar de alguns negócios. No dia 2 de dezembro, ele recebeu um telegrama da esposa que começava assim: "A única que se salvou. O que farei?"[5] Ele logo ficou sabendo que o navio havia colidido com uma embarcação britânica e afundado. Suas quatro filhas se afogaram, mas Anna sobreviveu. Ele partiu para a Inglaterra a fim de trazer Anna de volta para casa. No caminho, enquanto estava no navio, escreveu a letra de um cântico que se tornaria um hino à providência de Deus.

O FIM DA ANSIEDADE

Ele e Anna, por fim, foram morar em Jerusalém para formar uma sociedade cristã destinada a cuidar das necessidades de todo o povo. Com o tempo, o grupo cresceu e se mudou para uma casa grande do lado de fora das muralhas da cidade. A casa tornou-se uma pousada, depois um hotel. O hotel ainda existe, e ainda serve como o local de exibição destas palavras escritas por um homem agoniado em um mar revolto.

Aflição e paz

Se paz a mais doce me deres gozar,
Se dor a mais forte sofrer;
Oh! Seja o que for tu me fazes saber
Que feliz com Jesus sempre sou!

Embora me assalte o cruel Satanás,
E ataque com vis tentações;
Oh! Certo eu estou apesar de aflições,
Que feliz eu serei com Jesus!

Meu triste pecado, por meu Salvador,
Foi pago de um modo cabal!
Valeu-me o Senhor! Oh, mercê sem igual!
Sou feliz, graças dou a Jesus!

A vinda eu anseio do meu Salvador,
Em breve virá me levar;
Ao céu onde vou para sempre morar,
Com remidos na luz do Senhor!

Sou feliz com Jesus,
Sou feliz com Jesus, meu Senhor![6]

Que possamos confiar na providência de Deus para que possamos dizer o mesmo.
Sempre.

SEGUNDA PARTE

A DEUS PEÇAM AJUDA

Apresentem seus pedidos a Deus.

Capítulo 5

CALMA CONTAGIANTE

A ansiedade não se faz necessária, pois Deus está por perto.

O desastre era tão iminente quanto o apertar de um botão vermelho. Quatro submarinos russos patrulhavam a costa da Flórida. Os navios de guerra dos Estados Unidos haviam lançado bombas de profundidade. O capitão russo estava estressado, ansioso pela batalha e pronto para destruir algumas cidades norte-americanas. Cada submarino estava armado com uma ogiva nuclear. Cada ogiva tinha o potencial de repetir uma catástrofe do nível de Hiroshima.

Não fosse a calma contagiante de um oficial lúcido, a Terceira Guerra Mundial poderia ter começado em 1962. Seu nome era Vasili Arkhipov. Com 36 anos, era comandante de uma frota clandestina de submarinos russos. Na imaginação dos tripulantes, eles estavam sendo enviados para uma missão de treinamento longe da costa da Sibéria. Descobriram que haviam sido comissionados para viajar pouco mais de oito mil quilômetros a sudoeste para instalar uma base perto de Havana, em Cuba.

Os submarinos foram para o sul e, com isso, sua missão também. Para se moverem rapidamente, viajaram na superfície da água, onde seguiram em direção ao Furacão Daisy. As ondas de 150 metros deixaram os homens enjoados e os sistemas operacionais, comprometidos.

Então, vieram as águas quentes. Os submarinos soviéticos tinham sido projetados para águas polares, não para o Atlântico tropical. As temperaturas dentro das embarcações passaram dos 48ºC. A tripulação lutou contra o calor e a claustrofobia na maior parte do tempo da viagem de três semanas. Quando se aproximaram da costa de Cuba, os homens estavam exaustos, com os nervos à flor da pele e ansiosos.

A situação piorou quando os submarinos receberam instruções codificadas de Moscou para virarem para o norte e patrulharem o litoral da Flórida. Logo depois de entrarem em águas norte-americanas, o radar captou o sinal de uma dúzia de navios e aeronaves. Os russos estavam sendo seguidos pelos norte-americanos. Os navios dos Estados Unidos lançaram bombas de profundidade. Então os russos presumiram que estavam sob ataque.

O capitão perdeu a calma. Reuniu a equipe no posto de comando e bateu na mesa com os punhos. "Vamos explodi-los agora! Vamos morrer, mas vamos afundar todos eles – não vamos envergonhar nossa marinha!"

O mundo estava à beira da guerra. Mas, então, Vasili Arkhipov pediu para conversar com seu capitão. Os dois homens se afastaram um pouco. Ele insistiu para que o superior reconsiderasse a decisão e sugeriu que conversassem com os norte-americanos antes de reagir. O capitão ouviu. A raiva dele arrefeceu. Deu ordem para que os submarinos fossem para a superfície.

Os norte-americanos cercaram os russos e os mantiveram sob vigilância. O que eles pretendiam fazer não ficou claro, uma vez que, alguns dias depois, os soviéticos submergiram, esquivaram-se habilmente dos norte-americanos e voltaram para casa com segurança.

Esse incrível encontro com a morte foi mantido em segredo por décadas. Arkhipov mereceu uma medalha, mas viveu o resto da vida sem reconhecimento. Foi somente em 2002 que o público soube da catástrofe por pouco evitada. Como afirmou o diretor do Arquivo de Segurança Nacional, "a lição que tiramos desse [evento] é que um homem chamado Vasili Arkhipov salvou o mundo".[1]

Por que essa história é importante? Você não vai passar três semanas dentro de um submarino russo sufocante, mas pode passar um semestre com uma carga horária pesada ou pode lutar contra os ventos contrários de uma recessão. Pode passar noite após noite ao lado da cama de uma criança aflita ou uma mãe ou pai idoso. Pode lutar para manter uma família unida, para salvar um negócio.

Você será tentado a apertar o botão e tirar a mão, não de ogivas nucleares, mas de explosões de raiva, de um surto de acusações, de uma retaliação violenta de palavras dolorosas. A ansiedade incontrolada libera um míssil que pode provocar a destruição de uma cidade. Quantas pessoas foram feridas como consequência de um estresse descontrolado?

E quantos desastres foram evitados porque uma pessoa se recusou a ceder à tensão? É essa calma que Paulo está pedindo na primeira de uma tríade de proclamações. "Seja a amabilidade de vocês conhecida por todos. Perto está o Senhor. Não andem ansiosos por coisa alguma" (Filipenses 4:5-6).

A palavra grega traduzida aqui como "amabilidade" (*epieikes*) descreve um temperamento maduro e ponderado.[2] Vislumbra uma atitude que seja adequada para a ocasião, equilibrada e temperada. A reação amável é uma reação de firmeza, de imparcialidade, de justiça. Ela "parece humana e razoável diante dos fatos de um caso".[3] Seu oposto seria uma reação exagerada ou uma sensação de pânico.

Essa amabilidade é "conhecida por todos". Os membros da família notam. Seus amigos percebem uma diferença. Os colegas de trabalho beneficiam-se com ela. Outros podem perder o controle ou se esgotar, mas a pessoa amável é ponderada e lúcida. Sua calma é contagiante.

A pessoa, cuja calma é contagiante, faz os outros se lembrarem: "Deus está no controle." É o executivo que diz à empresa: "Vamos fazer a nossa parte; vamos ficar bem." É o líder que vê o desafio, reconhece-o e observa: "Esses são tempos difíceis, mas vamos superá-los."

> A PESSOA, CUJA CALMA É CONTAGIANTE, FAZ OS OUTROS SE LEMBRAREM: "DEUS ESTÁ NO CONTROLE."

Amabilidade. Onde desenterramos essa joia? Como você e eu podemos manter a mão longe do gatilho? Como podemos manter a calma quando todos a estão perdendo? Sondamos as profundezas da segunda expressão. "Seja a amabilidade de vocês conhecida por todos. Perto está o Senhor. Não andem ansiosos por coisa alguma" (Filipenses 4:5-6).

Perto está o Senhor! Você não está sozinho. Você pode se sentir sozinho ou pensar que está sozinho, mas não há um momento sequer em que você enfrenta a vida sem ajuda. Deus está por perto.

Deus repetidamente promete sua presença ao seu povo.

A Abrão Deus disse: "Não tenha medo [...] Eu sou o seu escudo; grande será a sua recompensa" (Gênesis 15:1).

A Agar o anjo anunciou: "Não tenha medo; Deus ouviu" (Gênesis 21:17).

Quando Isaque foi expulso de sua terra pelos filisteus e forçado a se mudar de um lugar para outro, Deus lhe apareceu e o fez se lembrar: "Não tema, porque estou com você" (Gênesis 26:24).

Depois da morte de Moisés, Deus disse a Josué: "Não se apavore, nem desanime, pois o Senhor, o seu Deus, estará com você por onde você andar" (Josué 1:9).

Deus estava com Davi, a despeito do adultério cometido pelo rei. Com Jacó, a despeito da cumplicidade dele. Com Elias, a despeito da falta de fé do profeta.

Então, na maior declaração de comunhão, Deus chamou a si mesmo de Emanuel, que significa "Deus conosco". Ele se fez carne. Fez-se pecado. Derrotou o túmulo. Ele ainda está conosco. Na forma de seu Espírito, ele conforta, ensina e convence.

Não pense que Deus está observando a distância. Evite a areia movediça com a placa: "Deus abandonou você!" Não se entregue a essa mentira. Se fizer isso, seu problema será tomado de um sentimento de solidão. Uma coisa é enfrentar um desafio, outra, é enfrentá-lo sozinho. O isolamento cria um ciclo resultante da preocupação. Em vez disso, escolha ser a pessoa que

> O ISOLAMENTO CRIA UM CICLO RESULTANTE DA PREOCUPAÇÃO. EM VEZ DISSO, ESCOLHA SER A PESSOA QUE AGARRA A PRESENÇA DE DEUS COM AMBAS AS MÃOS.

agarra a presença de Deus com ambas as mãos. "O Senhor está comigo, não temerei. O que me podem fazer os homens?" (Salmos 118:6).

Uma vez que o Senhor está perto, não podemos andar ansiosos por coisa alguma. É isso que Paulo diz. Lembre-se de que ele estava escrevendo uma carta. Ele não usou capítulos nem números de versículos. Esse sistema foi criado por estudiosos nos séculos XIII e XVI. A estrutura nos ajuda, mas também pode nos atrapalhar. O apóstolo queria que as palavras dos versículos 5 e 6 fossem lidas de uma só vez. "Perto está o Senhor; [consequentemente,] não andem ansiosos por coisa alguma." Os primeiros comentaristas perceberam isso. João Crisóstomo gostava de expressar o versículo desta forma: "O Senhor está perto, portanto, não sintam ansiedade."[4] Teodoreto de Ciro traduziu as palavras: "O Senhor está próximo, por isso, não tenham preocupações."[5]

Podemos calmamente apresentar nossas preocupações a Deus, porque ele está tão perto quanto a nossa próxima respiração!

Essa foi a lição tranquilizadora dada com o milagre dos pães e dos peixes. Em um evento criado para falar ao coração ansioso, Jesus pediu aos seus discípulos que fizessem o impossível: alimentar 5 mil pessoas.

"Levantando os olhos e vendo uma grande multidão que se aproximava, Jesus disse a Filipe: 'Onde compraremos pão para esse povo comer?' Fez essa pergunta apenas para pô-lo à prova, pois já tinha em mente o que ia fazer" (João 6:5-6). Quando João descreveu esse ajuntamento como uma "grande multidão", ele estava falando sério. Havia 5 mil homens, mais mulheres e crianças (Mateus 14:21). Imagine um estádio de futebol lotado e você terá uma ideia. Jesus estava disposto a alimentar toda a multidão.

Os discípulos, por outro lado, queriam se livrar de todos. "Manda embora a multidão para que possam ir aos povoados comprar comida" (Mateus 14:15). Percebo certa ansiedade nas palavras deles. Percebo um tom de irritação, de frustração. Eles não chamam Jesus de "Mestre". Não se aproximam dele com uma sugestão. Marcham até Cristo como um grupo e lhe dizem o que fazer. Os discípulos veem um vale cheio de pessoas famintas, com o estômago roncando, que logo se tornarão rostos com expressão de raiva, e talvez os discípulos tenham de lidar com esse tumulto. Eles tinham todos os motivos para se sentirem inseguros.

Então, mais uma vez, eles não tinham os mesmos motivos para se sentirem em paz? A essa altura, pela experiência vivida com Jesus, eles já o haviam visto:

- curar lepra (Mateus 8:3);
- curar o servo do centurião sem ter de estar ao lado da cama desse servo (Mateus 8:13);
- curar a sogra de Pedro (Mateus 8:15);
- acalmar um mar violento (Mateus 8:26);
- curar um paralítico (Mateus 9:7);
- curar uma mulher doente havia doze anos (Mateus 9:22);
- ressuscitar uma menina dentre os mortos (Mateus 9:25);
- expulsar um espírito imundo (Marcos 1:25);
- curar um homem endemoninhado em um cemitério (Marcos 5:15);
- transformar água em vinho (João 2:9);
- curar um homem que havia 38 anos estava inválido (João 5:9).

Algum dos discípulos fez uma pausa longa o suficiente para pensar: *Bem, hummm. Jesus curou os doentes, ressuscitou a menina morta e acalmou as ondas bravias. Eu me pergunto: será possível que ele tenha uma solução que não estamos vendo? Afinal, ele está bem ali. Vamos perguntar a ele.*

Ocorreu a alguém pedir ajuda a Jesus?

A resposta impressionante é não! Eles agiram como se Jesus nem estivesse presente. Em vez de confiarem em Cristo, tiveram a audácia de dizer ao Criador do mundo que nada poderia ser feito, porque não havia dinheiro suficiente.

Como Jesus manteve a calma? Como ele conseguiu não olhar para os discípulos e perguntar: "Vocês esqueceram quem eu sou?"

Finalmente, um menino ofereceu a André o cesto em que trazia seu almoço, e hesitante, mencionou a oferta a Jesus.

> Disse Jesus: "Mandem o povo assentar-se." Havia muita grama naquele lugar, e todos se assentaram. Eram cerca de cinco mil homens. Então Jesus tomou os pães, deu graças e os repartiu entre os que estavam assentados, tanto quanto queriam; e fez o mesmo com os peixes.
>
> Depois que todos receberam o suficiente para comer, disse aos seus discípulos: "Ajuntem os pedaços que sobraram. Que nada seja desperdiçado." Então, eles os ajuntaram e encheram doze cestos com os pedaços dos cinco pães de cevada deixados por aqueles que tinham comido (João 6:10-13).

Nenhuma moeda foi desperdiçada. Eles começaram o dia com duzentas moedas. Eles terminaram o dia com duzentas moedas. Além disso, encheram doze cestos com a comida que havia sobrado. Uma lembrança para cada apóstolo, talvez? As pessoas foram alimentadas, a conta bancária ficou intacta, e temos uma lição a aprender: a ansiedade não se faz necessária, porque Jesus está perto.

Você não está diante de 5 mil barrigas famintas, mas está diante de um prazo que acaba em dois dias... um ente querido que precisa de uma cura... uma criança que está sofrendo *bullying* na escola... um cônjuge entretido com a tentação. Se, por um lado, você tem um problema; por outro, você tem uma quantidade limitada de sabedoria, energia, paciência ou tempo. O que você tem não chega nem perto do que você precisa. Você tem um pinguinho, e precisa de uma quantidade considerável. Normalmente, você ficaria ansioso. Pediria a Deus para dar um jeito no problema. "É muita coisa para mim, Jesus!"

Dessa vez, em lugar de começar com o que você tem, comece com Jesus. Comece com as riquezas, os recursos e a força de Jesus. Antes de abrir o livro-razão, abra seu coração. Antes de contar moedas ou cabeças, conte o número de vezes em que Jesus o ajudou a encarar o impossível. Antes de lançar-se de cabeça com medo, olhe para cima com fé. Espere alguns minutos. Volte-se para seu Pai a fim de obter ajuda.

> Antes de lançar-se de cabeça com medo, olhe para cima com fé.

Em seu excelente livro *The Dance of Hope* [A Dança da Esperança], William Frey lembra-se do dia em que tentou arrancar um toco em uma Geórgia rural. Ele tinha onze anos na época. Uma de suas obrigações era pegar lenha para o pequeno fogão e para a lareira da fazenda. Ele procurava nos bosques tocos de pinheiros que haviam sido cortados e fazia gravetos com eles. Os melhores tocos estavam saturados de resina e, portanto, queimavam mais facilmente.

> Um dia, encontrei um grande toco em um campo aberto perto de casa e tentei desenterrá-lo. Eu literalmente o empurrei, puxei e usei o pé de cabra nele durante horas, mas as raízes eram tão profundas e grossas que simplesmente não consegui arrancar o toco do chão. Eu ainda estava pelejando com ele quando meu pai chegou em casa, do escritório. Vendo meu esforço, aproximou-me para observar.
> "Eu acho que já sei qual é o seu problema", disse ele.
> "Qual é?", perguntei.
> "Você não está usando toda a sua força", respondeu.
> Eu me irritei e disse para ele que havia trabalhado duro e por um bom tempo.
> "Não", disse ele, "você não está usando toda a sua força."
> Quando me acalmei, perguntei-lhe o que ele queria dizer, e ele respondeu:
> "Você ainda não me pediu para ajudar."[6]

Esse negócio de administração da ansiedade é como arrancar tocos do chão. Algumas de suas preocupações têm sistemas de raízes profundas. Extraí-las é uma tarefa muito árdua. Na verdade, pode ser o desafio mais difícil de todos, mas você não precisa fazer isso sozinho.

Apresente o desafio ao seu Pai e peça-lhe ajuda.

Ele irá resolver o problema? Sim, ele irá.

CALMA CONTAGIANTE

Ele irá resolvê-lo imediatamente? Talvez. Ou talvez parte do teste seja um curso avançado de paciência.

Uma coisa é certa: a calma contagiante virá à medida que nos voltarmos para Deus.

Capítulo 6

ORAÇÃO, NÃO DESESPERO

A paz vem quando as pessoas oram.

O juiz possuía uma mansão fechada nos Hamptons. Sua piscina tinha a forma do cifrão do dólar. Ele fumava charutos cubanos, usava ternos Armani e dirigia um Porsche Carrera *coup*é 911, cuja placa, personalizada, trazia as palavras *My Way* [Meu Estilo]. Ele estava na folha de pagamento de cada um dos chefes da Máfia e dos traficantes de drogas da costa leste. Eles o mantinham no cargo; ele os mantinha fora da prisão. Eles lhe davam votos; ele lhes dava passagem livre. "Que beleza"!

Ele era um bandido. Sua mãe sabia. Seu pastor sabia. Seus filhos sabiam. Deus sabia, mas o juiz não estava nem aí. Ele nunca pensou duas vezes em Deus nem deu a uma pessoa honesta uma segunda chance. De acordo com Jesus, o juiz era um canalha.

Ele certamente não se importava com a viúva. "E havia naquela cidade uma viúva que se dirigia continuamente a ele, suplicando-lhe: 'Faze-me justiça contra o meu adversário" (Lucas 18:3).

Vamos chamá-la de Ethel. A viúva tinha uma aparência simples: o cabelo preso em um coque, vestido xadrez, tênis velhos que pareciam ter sido adquiridos em um brechó. Se o juiz era um Cadillac, Ethel era uma lata-velha. Mas, para uma lata-velha, a mulher tinha muitos cavalos. Ela estava determinada a escapar de certo adversário. Um cobrador de contas? Um senhorio irritado? Um vizinho opressor? Alguém havia se voltado contra ela e resolvido tirar dela tudo o que ela possuía. Ela advogava sua causa e implorava por justiça. Sem sorte, ela esgotou todas as soluções possíveis. Finalmente, em um ataque de coragem, procurou a ajuda do juiz.

Todas as manhãs, quando ele saía da limusine, lá estava Ethel, em pé na calçada do tribunal. "Posso ter um minuto da sua atenção, meritíssimo?"

Quando ele saía das salas de audiência, Ethel estava esperando no corredor. "Juiz, eu preciso da sua ajuda."

No restaurante onde o juiz almoçava, ela se aproximava da mesa e lhe dizia: "Só alguns minutos do seu tempo." Como ela conseguia passar pelo *maître*, o juiz nunca soube. Mas lá estava ela.

Ethel até se sentava na primeira fila do tribunal durante julgamentos, segurando um cartaz de papelão que dizia: "O senhor pode me ajudar?"

Durante o jogo de golfe do juiz nos sábados de manhã, ela saía das moitas perto de alguma parte do campo. "Meritíssimo, eu tenho um pedido."

Ela dava tapinhas no ombro dele quando ele entrava no teatro. "Desculpe, senhor, mas preciso da sua ajuda."

Ethel também irritava a esposa do juiz, inclusive perseguia a secretária dele. "Faça alguma coisa em relação à Ethel", exigiam. "Ela enche o saco!"

"Por algum tempo ele se recusou" (v. 4).

Um dia, quando lhe disseram que o caminho estava livre, ele saiu correndo de seu gabinete e se atirou no banco traseiro da limusine para ser confrontada por quem? Você já sabe. Ethel estava dentro do carro! Ele foi pego.

Ele deu uma olhada para ela e suspirou. "A senhora não entende, não é? Eu não gosto de pessoas. Não acredito em Deus. Não há nada de bom em mim. Mesmo assim, a senhora não para de me pedir ajuda."

"Só um favorzinho", pediu Ethel, mostrando o polegar bem próximo ao dedo indicador.

Ele murmurou com os dentes cerrados: "Qualquer coisa para eu ficar livre da senhora. O que a senhora quer?"

Ela contou uma história que incluía as palavras "viúva", "quebrada" e a expressão "aviso de despejo". O juiz ficou olhando pela janela do carro enquanto ela implorava por sua intervenção. "Mas finalmente disse a si mesmo: 'Embora eu não tema a Deus e nem me importe com os homens, essa viúva está me aborrecendo; vou fazer-lhe justiça para que ela não venha mais me importunar'" (vs. 4-5).

Quando ela finalmente parou para tomar fôlego, ele fez sinal para que ficasse em silêncio.

"Está bem, está bem. Vou lhe dar uma ajuda."

"O senhor vai?"

"Sim, com uma condição."

"Qualquer coisa."

"Você vai sumir da minha vida!"

"Sim, eu prometo." Ethel sorriu. "Posso dar um abraço no senhor?"

Ele lhe disse que não, mas ela o abraçou mesmo assim.

Ela saiu do carro e fez uma dancinha na calçada. O juiz desonesto foi embora, resmungando. E nós, os leitores, tiramos os olhos do evangelho de Lucas e nos perguntamos: "o que essa história está fazendo na Bíblia?"

Uma autoridade corrupta. Uma mulher irritante e persistente. Um ato de bondade relutante. Nada de compaixão nem de preocupação. Existe uma mensagem nessa história? Deus é um juiz relutante? Nós somos a viúva marginalizada? Oração tem a ver com incomodar Deus até que ele ceda e nos dê o que queremos?

Não! Essa é uma parábola de contraste, não de comparação. O juiz lamentou, queixou-se, murmurou. No entanto, até ele deu uma decisão justa no final. "Acaso Deus não fará justiça aos seus escolhidos, que clamam a ele dia e noite? [...] Eu lhes digo: Ele lhes fará justiça, e depressa" (vs. 7-8). Deus não é o juiz relutante nessa história. E você não é a viúva. A viúva da história era a última da lista em termos de hierarquia social. Ela não tinha a quem recorrer. Mas, como filho do Rei, você é o primeiro da fila. Você, a qualquer momento, pode recorrer a Deus.

> DEUS AMA O SOM DE SUA
> VOZ. SEMPRE.

Deus não demora. Ele nunca o deixa na espera nem lhe diz para telefonar novamente, mais tarde. Deus ama o som de sua voz. Sempre. Ele não se esconde quando você telefona, mas ouve suas orações.

Por essa razão, "não andem ansiosos por coisa alguma, mas em tudo, pela oração e súplicas, e com ação de graças, apresentem seus pedidos a Deus" (Filipenses 4:6).

Com esse versículo, o apóstolo nos convoca a tomar uma atitude contra a ansiedade. Até esse momento, ele vinha nos assegurando acerca do caráter de Deus: a soberania, a misericórdia e a presença divinas. Agora, é nossa vez de agir com base nessa convicção. Preferimos a oração ao desespero. A paz vem quando as pessoas oram.

Gosto da história do pai que estava ensinando o Pai-Nosso à filha de três anos. Ela repetia as frases depois dele. Finalmente, ela decidiu fazer a oração sozinha. Ele ouvia com orgulho enquanto ela enunciava cada palavra, até o final da oração. "E não nos deixes cair em tentação", ela orou, "mas livra-nos do *e-mail* (em vez de 'mal', *evil* em inglês)."

Parece um pedido adequado nesses dias. Deus nos chama a orar por tudo. Os termos *oração*, *súplica* e *pedidos* são semelhantes, mas não idênticos. Oração é uma devoção geral; a palavra inclui culto e adoração. Súplica sugere humildade. Somos os suplicantes no sentido de que não fazemos exigências; simplesmente fazemos pedidos humildes. Pedido é exatamente isto: uma petição específica. Dizemos a Deus exatamente o que queremos. Colocamos na oração os detalhes de nossos problemas.

O que Jesus perguntou ao cego, ele nos pergunta: "O que você quer que eu lhe faça?" (Lucas 18:41). Alguém pensaria que a resposta seria óbvia. Quando um homem cego pede a ajuda de Jesus, não é óbvio o que ele precisa? Mas Jesus queria ouvir o homem articular pedidos específicos.

Ele quer o mesmo de nós. "Apresentem seus pedidos a Deus." Quando o vinho estava no fim no casamento, Maria não se contentou em dizer: "Ajude-nos, Jesus." Ela foi específica: "Eles não têm mais vinho" (João 2:3). O homem necessitado na parábola de Jesus pediu: "Amigo, empreste-me três pães" (Lucas 11:5). Não apenas: "Dê-me algo para comer", ou: "Você pode me ajudar?" Ele fez um pedido específico. Mesmo Jesus, no jardim do Getsêmani, orou de forma específica: "Afasta de mim este cálice" (Lucas 22:42). Por que isso importa? Posso pensar em três razões.

> A PAZ VEM QUANDO AS PESSOAS ORAM.

1. *A oração específica é uma oração séria.* Se eu lhe disser: "Você se importa se eu passar em sua casa um dia desses?", você não me levará a sério. Mas suponha que eu diga: "Posso passar na sua casa na sexta à noite? Estou com um problema e preciso muito do seu conselho. Posso chegar por volta das sete horas e prometo que vou embora lá pelas oito." Então, você saberá que meu pedido é sincero. Quando oferecemos pedidos específicos, Deus tem a mesma sensação.
2. *A oração específica é uma oportunidade para vermos Deus em ação.* Quando vemos que ele responde de forma específica a pedidos específicos, nossa fé aumenta. O livro de Gênesis relata a maravilhosa oração do servo de Abraão. Ele foi enviado à Mesopotâmia, terra natal de Abraão, para encontrar uma esposa para o filho de seu senhor. Como um servo escolhe uma esposa para outra pessoa? Esse servo orou sobre isso.

"Então orou: 'SENHOR, Deus do meu senhor Abraão, dá-me neste dia bom êxito e seja bondoso com o meu senhor Abraão. Como vês, estou aqui ao lado desta fonte, e as jovens do povo desta cidade estão vindo para tirar água. Concede que a jovem a quem eu disser: 'Por favor, incline o seu cântaro e dê-me de beber', e ela me responder: 'Bebe. Também darei água aos teus camelos', seja essa a que escolheste para teu servo Isaque. Saberei assim que foste bondoso com o meu senhor" (Gênesis 24:12-14).

O servo poderia ter sido mais específico? Ele pediu êxito em sua missão. Imaginou um diálogo pontual e, em seguida, deu um passo com fé. As Escrituras dizem: "Antes que ele terminasse de orar, surgiu Rebeca" (v. 15). Ela disse as palavras. O servo teve uma oração respondida. Ele viu Deus em ação.

3. *A oração específica produz um fardo mais leve.* Muitas de nossas ansiedades representam uma ameaça porque são mal definidas e vagas. Se conseguirmos concentrar o desafio em uma expressão, nós o colocamos em seu devido lugar. Uma coisa é orar: *Senhor, por favor, abençoa minha reunião amanhã.* Outra coisa é orar: *Senhor, tenho uma conferência com minha supervisora às quatorze horas amanhã. Ela me intimida. O Senhor poderia, por favor, me dar um espírito de paz para que eu possa dormir bem esta noite? Dá-me sabedoria para que eu possa entrar preparada para a reunião. E o Senhor poderia amolecer o coração daquela mulher e dar-lhe um espírito generoso? Ajuda-nos a ter uma conversa agradável da qual ambas possamos tirar proveito e na qual teu nome seja honrado.* Pronto! Você reduziu o problema a um desafio do tamanho de uma oração.

> QUANDO PERCEBER A ANSIEDADE SURGINDO DENTRO DE VOCÊ, LANCE-A NA DIREÇÃO DE CRISTO. FAÇA ISSO DE MODO ESPECÍFICO E NA MESMA HORA.

Isso não significa endossar uma oração exigente, condicional, que ousa dizer a Deus o que fazer e quando fazer. Também não estou sugerindo que o poder da oração está em recitar a fórmula correta ou citar algum código secreto. Não pense nem por um instante que o poder da oração está no modo como a apresentamos. Deus não se deixa manipular nem impressionar por fórmulas ou eloquência. Mas ele se comove com o pedido sincero. Afinal, ele não é nosso Pai? Como seus filhos, nós o honramos quando lhe dizemos exatamente o que precisamos.

Em meus dias bons, começo a manhã com uma xícara de café e uma conversa com Deus. Olho para o dia que tenho pela frente e faço meus pedidos. *Vou me encontrar com fulano e sicrano às 10 horas. O Senhor poderia me dar sabedoria? À tarde preciso terminar meu sermão. O Senhor poderia, por favor, ir à minha frente?* Então, se uma pontinha de estresse surgir durante o dia, eu lembro a mim mesmo: *Ah, entreguei esse desafio a Deus hoje cedo. Ele já assumiu a responsabilidade pela situação. Posso ficar agradecido em vez de ansioso.*

"Lancem sobre ele toda a sua ansiedade, porque ele tem cuidado de vocês" (1Pedro 5:7). Lançar é um ato intencional no sentido de deslocar um objeto. Quando prepararam Jesus para ir para Jerusalém no Domingo de Ramos, os discípulos "lançaram seus mantos sobre o jumentinho" (Lucas 19:35). A multidão tirou os mantos das costas e os espalhou pelo caminho de Cristo. Que este "lançar" seja sua primeira resposta à má notícia. Quando perceber a ansiedade surgindo dentro de você, lance-a na direção de Cristo. Faça isso de modo específico e na mesma hora.

Fiz um belo trabalho de "lançar meus problemas" em uma aula de álgebra no Ensino Médio. Meus exames cerebrais revelam uma região inexistente marcada pelo sinal "Destinada à álgebra". Consigo me lembrar do assento na classe e de olhar fixamente para o livro como se fosse um romance escrito em mandarim.

Felizmente, tive um professor maravilhoso e paciente. Ele lançou esse convite e se ateve a ele. "Se não conseguirem resolver um problema, venham até mim que eu ajudo vocês."

De tanto eu fazer o trajeto, já havia um caminho no chão entre sua mesa e a minha. Toda vez que tinha uma pergunta, eu me aproximava de sua mesa e lhe recordava: "Lembra que você prometeu ajudar?" Quando ele respondia que sim, eu sentia gratidão e alívio na mesma hora. Veja bem, eu ainda tinha o problema, mas o havia confiado a alguém que sabia como resolvê-lo.

Faça o mesmo. Leve seu problema a Cristo e pergunte: "O Senhor disse que me ajudaria, certo?"

O profeta Isaías, do Antigo Testamento, disse: "Vocês [...] que fazem com que Deus lembre das suas promessas, não descansem" (Isaías 62:6, NTLH). Deus disse a Isaías: "Relembre o passado para mim; vamos discutir a sua causa" (Isaías 43:26).

Deus convida você – sim, ele lhe ordena – a fazê-lo se lembrar das promessas que fez. Encha sua oração com frases do tipo "O Senhor disse..."

"O Senhor disse que estaria comigo quando eu atravessasse as águas" (veja Isaías 43:2).

"O Senhor disse que me guiaria pelo vale" (veja Salmos 23:4).

"O Senhor disse que nunca me deixaria nem me abandonaria" (veja Hebreus 13:5).

Encontre uma promessa que se ajuste ao seu problema e desenvolva sua oração em torno dela. Essas orações de fé tocam o coração de Deus e acionam os anjos do céu. Milagres começam. Sua resposta pode não vir da noite para o dia, mas virá. E você vencerá.

"Orem no Espírito em todas as ocasiões, com toda oração e súplica; tendo isso em mente, estejam atentos e perseverem na oração por todos os santos" (Efésios 6:18).

O caminho para a paz é pavimentado com oração. Menos consternação, mais súplica. Menos pensamentos ansiosos, mais pensamentos cheios de oração. À medida que você orar, a paz de Deus guardará seu coração e sua mente. E, no final, o que poderia ser melhor?

TERCEIRA PARTE

LEVEM SUAS PREOCUPAÇÕES A ELE

Com ação de graças...

Capítulo 7

GRANDE GRATIDÃO

*O contentamento que tem Cristo como fundamento
transforma-nos em pessoas fortes.*

O rio mais largo do mundo não é o Missisípi, o Amazonas ou o Nilo. O rio mais largo da Terra é um corpo de água chamado Quem Dera. Uma multidão de pessoas fica às suas margens e lança olhares ansiosos para as águas. Elas desejam atravessá-lo, mas não conseguem encontrar a balsa. Estão convencidas de que o rio Quem Dera as separa de uma vida boa.

Quem dera eu fosse mais magro, teria uma vida boa.

Quem dera eu fosse mais rico, teria uma vida boa.

Quem dera os filhos viessem. Quem dera os filhos fossem viver a própria vida. Quem dera eu pudesse sair de casa, mudar de casa, me casar, me divorciar.

Quem dera minha pele estivesse sem espinhas; minha agenda, sem pessoas; minha profissão, imune a demissões, então eu teria uma vida boa.

O rio Quem Dera.

Você está em pé à beira dele? A vida boa parece sempre estar a um *quem dera* de distância? A uma compra de distância? A uma promoção de distância? A uma eleição, transição ou romance de distância?

Nesse caso, então sua ansiedade provém de uma das próprias fontes. Você tem pressa para atravessar o rio e está preocupado porque acha que nunca irá fazer isso. Consequentemente, você trabalha horas a fio, pega mais dinheiro emprestado, assume novos projetos e acumula mais responsabilidades. Estresse. Dívida. Noites curtas. Dias longos. Tudo faz parte do preço do bilhete para a terra da boa vida, certo?

Não exatamente, pensava o apóstolo Paulo. A vida boa começa não quando as circunstâncias mudam, mas quando nossas atitudes em relação a elas mudam. Olhe novamente para seu antídoto contra a ansiedade. "Não andem ansiosos por coisa alguma, mas em tudo, pela oração e súplicas, e com ação de graças, apresentem seus pedidos a Deus. E a paz de Deus, que excede todo o entendimento, guardará o coração e a mente de vocês em Cristo Jesus" (Filipenses 4:6-7).

Paulo inseriu nos versículos quatro palavras essenciais que merecem atenção especial: *com ação de graças*. Espalhada entre suas expressões, "Ajuda-me...", "Por favor, dá-me...", "Não vais me mostrar...", deveria estar uma palavra maravilhosa: *Obrigado*.

Gratidão é uma consciência atenta aos benefícios da vida. É a maior das virtudes. Estudos associam a emoção com uma variedade de efeitos positivos. Pessoas gratas normalmente são mais empáticas e perdoam mais os outros. Pessoas que fazem um diário de gratidão têm mais chances de ter uma visão positiva da vida. Os indivíduos gratos demonstram menos inveja, materialismo e egocentrismo. A gratidão melhora a autoestima e enriquece as relações, a qualidade do sono e a longevidade.[1] Se viesse em forma de pílula, a gratidão seria considerada a cura milagrosa. Não é de surpreender, então, que a terapia de Deus para a ansiedade inclua uma grande e deliciosa dose de gratidão.

> A TERAPIA DE DEUS PARA A ANSIEDADE INCLUI UMA GRANDE E DELICIOSA DOSE DE GRATIDÃO.

GRANDE GRATIDÃO

A gratidão tira-nos da beira do rio Quem Dera e nos acompanha até o vale fértil do Já. O coração ansioso diz: "Senhor, quem dera eu tivesse isso, aquilo ou outra coisa, eu estaria bem." O coração grato diz: "Ah, ouça! Tu *já* me deste isso, aquilo e a outra coisa. Obrigado, Deus."

Meu amigo Jerry ensinou-me o valor da gratidão. Ele tem 78 anos e frequentemente faz o número de jogadas de sua idade no campo de golfe. (Para conseguir o mesmo, eu teria de viver até os cem anos.) Sua querida esposa, Ginger, luta contra o mal de Parkinson. O que deveria ter sido um maravilhoso tempo de aposentadoria tem sido marcado por várias internações no hospital, tratamentos médicos e lutas. Na maior parte do tempo, ela não consegue manter o equilíbrio. Jerry tem de estar ao seu lado. Mas ele nunca se queixa. Sempre tem um sorriso e uma piada. E, implacavelmente, acaba comigo no golfe. Perguntei a Jerry qual era o seu segredo. Ele disse: "Todas as manhãs, Ginger e eu nos sentamos juntos e cantamos um hino. Eu lhe pergunto o que ela quer cantar. Ela sempre responde: 'Conta as Bênçãos'. Então, nós cantamos. E contamos nossas bênçãos."

Reserve alguns minutos e siga o exemplo de Jerry. Olhe para suas bênçãos.

Você vê algum amigo? Vê a família? Vê a graça de Deus? O amor de Deus? Vê alguma dádiva? Habilidade ou talento? Aptidão?

Ao olhar para suas bênçãos, veja o que acontece. A ansiedade pega as coisas dela e sai de fininho pela porta dos fundos. A preocupação nega-se a compartilhar o coração com gratidão. Um agradecimento sincero acabará com o oxigênio do mundo da preocupação. Então, diga isso com frequência. Concentre-se mais no que você tem e menos no que não tem. O apóstolo Paulo foi exemplo dessa atitude.

> Aprendi a adaptar-me a toda e qualquer circunstância. Sei o que é passar necessidade e sei o que é ter fartura. Aprendi o segredo de viver contente em toda e qualquer situação, seja bem alimentado, seja com fome, tendo muito, ou passando necessidade. Tudo posso naquele que me fortalece (Filipenses 4:11-13).

> A PREOCUPAÇÃO NEGA-SE A COMPARTILHAR O CORAÇÃO COM GRATIDÃO. UM AGRADECIMENTO SINCERO ACABARÁ COM O OXIGÊNIO DO MUNDO DA PREOCUPAÇÃO.

As circunstâncias da vida de Paulo na prisão eram deploráveis. Sob constante vigilância. Não havia razão alguma para esperar ser solto. Ainda com grilhões pendurados nos pulsos, o apóstolo anunciou: "Aprendi o segredo de viver contente."

O uso que Paulo faz do termo *segredo* é curioso. Ele não diz: "Aprendi o *princípio*." Ou: "Aprendi o *conceito*." Em vez disso, "aprendi o *segredo* de viver contente." Segredo, por definição, é um pouco de conhecimento sobre algo que os outros normalmente não sabem. É como se o apóstolo fizesse sinal para que nos inclinássemos para a frente para ouvi-lo sussurrar: "Posso compartilhar um segredo sobre a felicidade?"

> Aprendi o segredo de viver contente em toda e qualquer situação, seja bem alimentado, seja com fome, tendo muito, ou passando necessidade (v. 12).

Sua felicidade depende daquilo que você dirige? Do que você veste? Deposita? Borrifa? Se sim, você entrou na corrida chamada materialismo. Você não pode vencê-la! Haverá sempre um carro mais novo ou um vestido mais bonito para comprar. E, uma vez que não se pode vencer essa corrida, você está pronto para ficar ansioso. Defina-se por meio das coisas, e você se sentirá bem quando tiver muito, e se sentirá mal quando não tiver.

O ciclo é previsível. Você pensa: *Se eu comprar um carro, ficarei feliz.* Você compra o carro, mas o carro fica velho. Você procura alegria em outro lugar. *Se eu me casar, ficarei feliz.* Então, você se casa, mas seu cônjuge não pode satisfazer suas expectativas. *Se tivermos um filho... Se eu conseguir o novo emprego... Se eu puder me aposentar...* Em todos os casos, a alegria vem, depois diminui. Quando você estiver com uma idade avançada, terá estado em uma montanha-russa de esperança e desapontamento. A vida o decepcionou repetidas vezes, e você está desconfiado de que ela irá decepcioná-lo novamente.

O contentamento circunstancial transforma-nos em pessoas feridas, preocupadas.

Paulo propõe uma estratégia mais saudável. Ele aprendeu a se contentar com o que tinha, o que é notável visto que tinha tão pouco. Ele tinha uma cela de prisão em vez de uma casa. Tinha quatro paredes em vez de um campo missionário. Tinha correntes em vez de joias, um guarda em vez de uma esposa. Como podia estar contente?

Simples. Ele se concentrou em uma lista diferente. Ele tinha a vida eterna. Tinha o amor de Deus. Tinha perdão de pecados. Tinha a certeza de salvação. Tinha Cristo, e Cristo era suficiente. O que ele tinha em Cristo era muito maior do que o que ele não tinha na vida.

Aqui está um detalhe interessante sobre sua carta aos Filipenses. Em seus 104 versículos, Paulo mencionou Jesus quarenta vezes. A cada 2,5 versículos em média Paulo estava falando de Cristo. "Porque para mim o viver é Cristo e o morrer é lucro" (Filipenses 1:21).

Seu único objetivo era conhecer Jesus. As riquezas não o atraíam. Aplausos não eram importantes para ele. O túmulo não o intimidava. Tudo o que ele queria era mais de Cristo. Em consequência, estava contente. Em Jesus, Paulo encontrou toda a satisfação que seu coração desejava.

Você e eu podemos aprender o mesmo. O contentamento que tem Cristo como fundamento transforma-nos em pessoas fortes. Uma vez que ninguém pode levar nosso Cristo, ninguém pode levar nossa alegria.

A morte pode levar nossa alegria? Não, Jesus é maior do que a morte. O fracasso pode levar nossa alegria? Não, Jesus é maior do que nosso pecado. A traição pode levar nossa alegria? Não, Jesus nunca nos deixará. A doença pode levar nossa alegria? Não, Deus prometeu curar-nos, seja des-

> O CONTENTAMENTO CIRCUNSTANCIAL TRANSFORMA-NOS EM PESSOAS FERIDAS, PREOCUPADAS.

> MORTE, FRACASSO, TRAIÇÃO, DOENÇA E DESAPONTAMENTO NÃO PODEM LEVAR NOSSA ALEGRIA, PORQUE NÃO PODEM LEVAR NOSSO JESUS.

te lado da vida, seja do outro. O desapontamento pode levar nossa alegria? Não, porque, embora nossos planos possam não funcionar, sabemos que o plano de Deus funcionará.

Morte, fracasso, traição, doença e desapontamento não podem levar nossa alegria, porque não podem levar nosso Jesus.

Sublinhe esta frase: o que você tem em Cristo é maior do que qualquer coisa que você não tem na vida. Você tem Deus, que é louco por você, e as forças do céu para monitorá-lo e protegê-lo. Você tem a presença viva de Jesus dentro de você. Em Cristo, você tem tudo.

Ele é capaz de lhe dar uma felicidade que nunca pode ser tomada, uma graça que nunca acabará e uma sabedoria que sempre aumentará. Ele é uma fonte de esperança viva que nunca se esgotará.

Anos atrás, morei em uma casa flutuante que ficava ancorada no rio Miami, em Miami, na Flórida. O nível do rio subia e descia com a maré. A casa balançava de um lado para o outro com o tráfego do rio. Mas, embora o nível mudasse e o barco balançasse, ele nunca era levado pela corrente. Por quê? Porque estava bem ancorado.

E você?

> ANCORE SEU CORAÇÃO NO CARÁTER DE DEUS.

Ancore seu coração no caráter de Deus. Seu barco balançará. Os ânimos virão e irão. As situações oscilarão. Mas você será deixado à deriva no Atlântico do desespero? Não, pois você encontrou um contentamento que resiste à tempestade.

Chega de "quem dera". Ele é a placa de Petri na qual a ansiedade prolifera. Substitua seu "quem dera" pelo "já". Olhe para o que você já tem. Trate cada pensamento ansioso com um pensamento de gratidão e prepare-se para um novo dia de alegria.

Capítulo 8

A PAZ DE DEUS, SUA PAZ

*É possível que você esteja enfrentando a tempestade perfeita,
mas Jesus oferece a paz perfeita.*

Quando marinheiros descrevem uma tempestade da qual nenhum navegador pode escapar, eles a chamam de tempestade perfeita. Não perfeita no sentido de ideal. Mas perfeita no sentido de combinar fatores. Todos os elementos, tais como ventos com força de furacão junto com uma frente fria e uma tempestade, trabalham juntos para criar o desastre insuperável. Só os ventos já seriam um desafio; mas os ventos, a frente fria e a chuva? A receita perfeita para o desastre.

Você não precisa ser um pescador para passar por uma tempestade perfeita. Tudo de que precisa é de uma demissão *e* de uma recessão. De uma doença *e* de uma transferência no trabalho. De um relacionamento rompido *e* de uma reprovação na faculdade. Podemos lidar com um desafio... mas dois ou três de uma vez? Uma onda após a outra, forças de um vendaval seguidas por tempestades? É o suficiente para fazer você se perguntar: *Vou sobreviver?*

A resposta de Paulo a essa pergunta é profunda e concisa. "E a paz de Deus, que excede todo o entendimento, guardará o coração e a mente de vocês em Cristo Jesus" (Filipenses 4:7).

Enquanto fazemos nossa parte (alegrarmo-nos no Senhor, buscarmos um espírito de mansidão, orarmos por tudo e apegarmo-nos à gratidão), Deus faz a dele. Ele nos concede a paz de Deus. Note, essa não é uma paz *que vem de* Deus. Nosso Pai nos dá a paz *de* Deus. Ele transfere a tranquilidade da sala do trono para nosso mundo, o que resulta em uma calma inexplicável. Deveríamos estar preocupados, mas não estamos. Deveríamos estar chateados, mas somos consolados. A paz de Deus transcende toda lógica, plano e esforços para explicá-la.

Esse tipo de paz não é uma conquista humana. É uma dádiva do alto. "Deixo-lhes a paz; a minha paz lhes dou. Não a dou como o mundo a dá. Não se perturbe o seu coração, nem tenham medo" (João 14:27).

Jesus promete a você sua colheita de paz! A paz que acalmou seu coração quando foi falsamente acusado. A paz que fortaleceu sua voz quando falou com Pilatos. A paz que manteve claros seus pensamentos e puro seu coração enquanto estava pendurado na cruz. A paz dele era essa. Essa pode ser sua paz.

> A PAZ DE DEUS TRANSCENDE TODA LÓGICA, PLANO E ESFORÇOS PARA EXPLICÁ-LA.

Essa paz "guardará o coração e a mente de vocês em Cristo Jesus" (Filipenses 4:7).

Deus assume a responsabilidade pelo coração e pela mente daqueles que creem nele. À medida que o celebramos e oramos a ele, ele constrói uma fortaleza ao redor de nosso coração e de nossa mente, protegendo-nos dos ataques do diabo. Como declara o versículo do antigo hino:

> Castelo forte é nosso Deus, espada e bom escudo,
> Com seu poder defende os seus, em todo transe agudo.[1]

Martinho Lutero escreveu essas palavras séculos depois de o apóstolo Paulo ter escrito suas epístolas. No entanto, se tivesse ouvido o hino, Paulo o teria cantado com convicção sincera. Ele conhecia, por experiência própria, a paz e a proteção de Deus. Na verdade, ele havia acabado de experimentá-las no último grande evento de sua vida antes de ser preso: uma viagem marítima de Cesareia para Roma.

Quando escreveu o parágrafo "não andem ansiosos por coisa alguma", fazia pouco tempo que ele havia experimentado uma tempestade no mar Mediterrâneo. Em sua última viagem registrada, em Cesareia, Paulo foi colocado em um navio cujo destino era a Itália. Lucas viajou com ele, assim como Aristarco, um irmão cristão de Tessalônica. Alguns prisioneiros estavam no navio, aparentemente homens condenados que deveriam ir para a arena romana. O navio navegou tranquilamente até chegar em Sidom. Na parada seguinte, Mirra, eles trocaram de embarcação. Subiram em um grande navio de grãos egípcios. Com cerca de 30 metros de comprimento e pesando talvez mais de mil toneladas, os navios eram robustos, mas a forma como eram projetados não lhe permitia navegar bem com ventos contrários.[2]

Eles se aproximaram de Cnido com grande dificuldade. De lá, navegaram para o sul, ao longo de Creta, até chegarem ao porto chamado Bons Portos, na metade da ilha. Bons Portos não era um lugar "bom" para os olhos. Recebeu esse nome da câmara de comércio, suponho, na esperança de atrair negócios.

Os marinheiros não quiseram ficar em Bons Portos. Sabiam que não poderiam chegar a Roma antes do inverno, mas preferiam o porto de Fenice.

Paulo tentou convencê-los do contrário. Eles tinham motivo para ouvi-lo, porque Paulo conhecia bem as tempestades no mar e os naufrágios (2Coríntios 11:25). Um volume antigo descrevia os perigos de navegar nessa época do ano como "pouca luz do dia, noites longas, nuvens densas, má visibilidade e ventos, chuvas e neves duplamente violentos".[3] Ele conhecia o perigo de uma viagem de inverno e fez uma firme advertência. Mas, aos olhos do capitão, Paulo não passava de um pregador judeu. Por isso, eles içaram a âncora e partiram para um porto melhor (Atos 27:1-12).

"Não muito depois, desencadeou-se, do lado da ilha, um tufão de vento, chamado Euroaquilão" (v. 14, ARA). Que palavra ótima – uma combinação do termo grego *euros*, vento oriental, e da palavra latina *aquilo*, o vento norte.[4] Algumas traduções chamam esse vento pelo que ele era, um vento nordeste.[5] A temperatura caiu. As velas começaram a bater. As ondas espumavam. Os marinheiros procuraram por terra e não conseguiram vê-la. Olharam para a tempestade e não puderam evitá-la.

Os componentes da tempestade perfeita estavam se formando:

> um mar de inverno
> um vento feroz
> um barco desajeitado
> uma tripulação impaciente

Individualmente, esses elementos podiam ser controlados, mas, juntos, eram perigosos. Então, a tripulação fez o que pôde. Eles içaram o barco salva-vidas e reforçaram o navio com cordas. Baixaram a âncora, lançaram fora a carga e jogaram os equipamentos ao mar. Mas nada funcionou.

O versículo 20 parece uma sentença de morte: "Não aparecendo nem sol nem estrelas por muitos dias, e continuando a abater-se sobre nós grande tempestade, finalmente perdemos toda a esperança de salvamento."

A tempestade perfeita cobrou um preço alto.

Durou quatorze dias (v. 27)! Quatorze horas abalariam você. (Quatorze minutos acabariam comigo!) Mas duas semanas de dias sem sol e noites sem estrelas? Quatorze dias balançando de um lado para o outro, subindo em direção ao céu e mergulhando em direção ao mar. O oceano agitava-se, jogava água para todos os lados e estrondeava. Os marinheiros perderam toda fome. Perderam todo motivo para ter esperança. Desistiram. E, quando eles desistiram, Paulo falou.

> Visto que os homens tinham passado muito tempo sem comer, Paulo levantou-se diante deles e disse: "Os senhores deviam ter aceitado o meu conselho de não partir de Creta, pois assim teriam evitado este dano e prejuízo. Mas agora recomendo-lhes que tenham coragem, pois nenhum de vocês perderá a vida; apenas o navio será destruído" (vs. 21-22).

Que contraste! Os marinheiros, que sabiam navegar em tempestades, desistiram de ter esperança. Paulo, um pregador judeu que aparentemente sabia muito pouco sobre navegar, tornou-se o mensageiro da coragem. O que ele sabia que eles não sabiam?

Perguntando melhor: o que ele disse que você precisa ouvir? Você está balançando de um lado para o outro em um vento de nordeste? Como os marinheiros, você fez todo o possível para sobreviver: reforçou o navio com cordas, baixou a âncora. Consultou o banco, mudou a dieta, telefonou para os advogados, chamou seu supervisor, apertou seu orçamento. Buscou aconselhamento, reabilitação ou terapia. No entanto, o mar se agita, formando uma espuma bravia. O medo está chegando até você de todos os lados? Então, deixe Deus falar com você. Deixe Deus lhe dar o que ele deu aos marinheiros: a paz perfeita.

Paulo começou com uma repreensão: "Os senhores deviam ter aceitado o meu conselho." Não gostamos de ser repreendidos, corrigidos nem castigados. Mas, quando ignoramos os avisos de Deus, uma repreensão é conveniente.

E você? Você está em uma tempestade de ansiedade porque não deu ouvidos a Deus? Ele lhe disse que o sexo fora do casamento resultaria em caos, mas você não ouviu. Ele lhe disse que quem toma emprestado se torna escravo de quem empresta, mas você assumiu uma dívida perigosa. Ele lhe disse para amar seu cônjuge e criar seus filhos, mas você valorizou sua carreira e alimentou seus vícios. Ele o alertou sobre a multidão errada, a bebida forte e as longas noites. Mas você não ouviu. E agora você está em uma tempestade que você mesmo criou.

Se isso o descreve, aceite a repreensão de Deus. Ele corrige aqueles a quem ama, e ele ama você. Então, admita que errou. Confesse seu pecado e resolva ser melhor. Seja mais sábio da

---

> A PAZ QUE MANTEVE CLAROS SEUS PENSAMENTOS E PURO SEU CORAÇÃO ENQUANTO ESTAVA PENDURADO NA CRUZ. A PAZ DELE ERA ESSA. ESSA PODE SER SUA PAZ.

> O MEDO ESTÁ CHEGANDO ATÉ VOCÊ DE TODOS OS LADOS? ENTÃO, DEIXE DEUS FALAR COM VOCÊ.

próxima vez. Aprenda com sua má escolha. Mas não se desespere. Embora essa história contenha uma repreensão, ela também contém três promessas que podem nos dar paz em meio a uma tempestade.

O céu tem ajudantes. Paulo disse: "Pois ontem à noite apareceu-me um anjo" (v. 23). No convés de um navio naufragando em meio a uma tempestade violenta, Paulo recebeu um visitante do céu. Um anjo veio e ficou ao lado dele. Anjos ainda vêm e nos ajudam.

Recentemente, após um culto, uma das mulheres de nossa igreja se aproximou de mim na fila dos que esperavam para ser cumprimentados. Seus olhos estavam cheios de lágrimas e espanto quando ela disse:

"Eu vi o seu anjo."

"Você viu?"

"Sim, ele estava ao seu lado enquanto você pregava."

Encontro conforto ao pensar nisso. Também encontro muitos versículos bíblicos que respaldam isso. "Os anjos não são, todos eles, espíritos ministradores enviados para servir aqueles que hão de herdar a salvação?" (Hebreus 1:14).

O profeta Daniel experimentou a assistência de anjos. Ele estava angustiado. Resolveu orar. Depois de três semanas clamando, Daniel viu um homem vestido de linho com um cinto de ouro na cintura. Seu corpo era como topázio, o rosto como relâmpago, os olhos como tochas acesas. Braços e pernas pareciam bronze polido. Sua voz era como o som de uma multidão (Daniel 10:5-6).

Daniel ficou tão surpreso que caiu no chão. O anjo disse:

> Não tenha medo, Daniel. Desde o primeiro dia em que você decidiu buscar entendimento e humilhar-se diante do seu Deus, suas palavras foram ouvidas, e eu vim em resposta a elas. Mas o príncipe do reino da Pérsia me resistiu durante vinte e um dias. Então Miguel, um dos príncipes supremos, veio em minha ajuda, pois eu fui impedido de continuar ali com os reis da Pérsia. Agora vim explicar-lhe o que acontecerá ao seu povo no futuro" (vs. 12-14).

No momento em que Daniel começou a orar, a resposta foi enviada. Forças demoníacas bloquearam o caminho do anjo. O impasse durou três semanas completas até que o arcanjo Miguel chegou à cena com sua autoridade superior. O impasse cessou, e a oração foi respondida.

Suas orações se depararam com um céu silencioso? Você orou e não ouviu nada? Você está se debatendo na terra entre uma oração oferecida e uma oração respondida? Você sente a pressão do pilão de Satanás?

Se sim, eu lhe imploro, não desista. O que o anjo disse a Daniel, Deus diz a você: "Desde o primeiro dia em que você decidiu buscar entendimento e humilhar-se diante do seu Deus, suas palavras foram ouvidas" (Daniel 10:12). Você foi ouvido no céu. Exércitos angelicais foram enviados. Reforços foram reunidos. Deus promete: "Brigarei com os que brigam com você" (Isaías 49:26).

Faça o que Daniel fez. Permaneça diante do Senhor.

> Mas aqueles que esperam no SENHOR
> renovam as suas forças.
> Voam alto como águias;
> correm e não ficam exaustos,
> andam e não se cansam (Isaías 40:31)

Um anjo protegeu Sadraque, Mesaque e Abede-Nego na fornalha em chamas (Daniel 3:23-26). Eles podem proteger você. Um anjo escoltou Pedro na saída da prisão (Atos 12:5-9). Eles podem tirá-lo de sua escravidão. "Porque a seus anjos ele [Deus] dará ordens a seu respeito, para que o protejam em todos os seus caminhos" (Salmos 91:11). O céu tem ajudantes para você.

E...

O céu tem um lugar para você. Paulo sabia disso. "Pois ontem à noite apareceu-me um anjo do Deus a quem pertenço" (Atos 27:23).

Quando enviam os filhos para o acampamento de férias, os pais têm de assinar certos documentos. Um dos documentos pergunta: Quem é a parte responsável? Se Johnny quebrar o braço ou Suzie tiver sarampo, quem será o responsável? Espero que mamãe e papai estejam dispostos a assinar o nome deles.

Deus assinou o dele. Quando você entregou sua vida a ele, ele assumiu a responsabilidade por você. Ele garante sua chegada segura ao porto dele. Você é ovelha dele; ele é seu pastor. Jesus disse: "Eu sou o bom pastor; conheço as minhas ovelhas, e elas me conhecem" (João 10:14).

Você é uma noiva; ele é seu noivo. A igreja está sendo "preparada como uma noiva adornada para o seu marido" (Apocalipse 21:2).

Você é filho dele; ele é seu pai. "Assim, você já não é mais escravo, mas filho; e, por ser filho, Deus também o tornou herdeiro" (Gálatas 4:7).

Você pode ter paz em meio à tempestade porque não está sozinho; você pertence a Deus, e...

Você está no serviço do Senhor. "Pois ontem à noite apareceu-me um anjo do Deus a quem pertenço e a quem adoro" (Atos 27:23).

Deus deu a Paulo uma missão: levar o evangelho a Roma. Paulo ainda não havia chegado a Roma, por isso Deus ainda não havia concluído o que queria com ele. Uma vez que Deus ainda não havia terminado, Paulo sabia que sobreviveria.

A maioria de nós não tem uma mensagem clara como a de Paulo. Mas temos a certeza de que não viveremos um dia a menos do que deveríamos viver. Se Deus tem uma obra para você realizar, ele o manterá vivo para realizá-la. "Todos os dias determinados para mim foram escritos no teu livro antes de qualquer deles existir" (Salmos 139:16).

Nenhuma vida é curta ou longa demais. Você viverá o número de dias que lhe foi prescrito. Você pode alterar a qualidade de seus dias, mas não a quantidade.

Não estou dizendo que você não terá mais problemas no futuro. Pelo contrário. Paulo teve sua cota de problemas, e você também terá. Observe o versículo 22: "Mas agora recomendo-lhes que tenham coragem, pois nenhum de vocês perderá a vida; apenas o navio será destruído" (Atos 27).

Não é fácil perder seu navio. Seu navio é o barco que carrega, sustenta, protege e suporta você. Seu barco é seu casamento, seu corpo, seu negócio. Por causa de seu barco, você conseguiu boiar. E agora, sem seu barco, você acha que irá afundar. Você está certo. Você irá, por um tempo. As ondas virão sobre você. O medo irá sugá-lo como uma corrente revolta do Pacífico. Mas tenha coragem, diz Paulo. Tenha coragem, diz Cristo: "Neste mundo vocês terão aflições; contudo, tenham ânimo! Eu venci o mundo" (João 16:33).

Você pode perder tudo só para descobrir que não perdeu. Deus tem estado ao seu lado o tempo todo.

Deus nunca prometeu uma vida sem tempestades. Mas ele prometeu estar ao nosso lado quando as enfrentamos. Considere o testemunho impressionante de Josafá. Ele subiu ao trono aos 35 anos de idade e reinou por 25 anos.

De acordo com o livro de 2Crônicas, os moabitas formaram uma grande e poderosa aliança com as nações vizinhas e marcharam contra Josafá (2Crônicas 20). Foi uma versão militar de uma tempestade perfeita. Os judeus podiam lidar com um exército. Mas e quando um exército se alia com outro e esses dois se juntam a um terceiro? Isso era mais do que aquilo com que o rei podia lidar.

A resposta de Josafá merece um espaço em um livro sobre tratamento de ansiedade. Ele "decidiu consultar o SENHOR" (2Crônicas 20:3). Ele "proclamou um jejum em todo o reino de Judá" (v.3). Ele clamou a Deus em oração (vs. 6-12). Confessou: "Não temos força [...] Não sabemos o que fazer, mas os nossos olhos se voltam para ti" (v. 12).

Deus respondeu com esta mensagem: "Não tenham medo nem fiquem desanimados por causa desse exército enorme. Pois a batalha não é de vocês, mas de Deus" (v. 15).

Josafá cria tão piamente em Deus que tomou a decisão notável de marchar para a batalha com cantores indo à frente. Tenho certeza de que as pessoas que se inscreveram no coro jamais imaginaram que liderariam o exército. Mas Josafá sabia que a verdadeira batalha era espiritual, por isso liderou com adoração e adoradores. No momento em que chegaram ao

> ESPERE PARA VER O DEUS ETERNO LUTAR POR VOCÊ. ELE ESTÁ PERTO, TÃO PERTO QUANTO O AR QUE VOCÊ RESPIRA.

campo de batalha, a batalha havia acabado. Os inimigos se voltaram uns contra os outros, e os hebreus nunca precisaram levantar uma espada (vs. 21-24).

Aprenda uma lição com o rei. Lidere com adoração. Busque primeiro ao seu Pai em oração e louvor. Confesse a ele seus medos. Reúna-se com o povo de Deus. Volte seu rosto na direção de Deus. Jejue. Clame por ajuda. Admita sua fraqueza. Então, uma vez que Deus se mover, você se moverá também. Espere para ver o Deus eterno lutar por você. Ele está perto, tão perto quanto o ar que você respira.

Noah Drew pode dizer isso. Ele tinha apenas dois anos quando descobriu a presença protetora de Jesus.

A família Drew estava fazendo o pequeno trajeto de casa até a piscina do bairro. Leigh Anna, a mãe, estava dirigindo tão devagar que as travas automáticas das portas não haviam chegado a ser acionadas. Noah abriu sua porta e caiu. Leigh Anna sentiu uma protuberância, como se tivesse passado sobre uma lombada, e freou bruscamente. Seu marido, Ben, saltou do carro e encontrou Noah na calçada. "Ele está vivo!", gritou Ben e colocou-o no assento. As pernas de Noah estavam cobertas de sangue, e ele tremia violentamente. Leigh Anna correu para o banco do passageiro e segurou Noah no colo enquanto Ben seguia para o pronto-socorro.

Incrivelmente, os exames não mostraram ossos quebrados. Um veículo de 2,3 toneladas havia passado sobre as pernas do pequeno Noah, mas ele não tinha nada além de cortes e escoriações.

Mais tarde, naquela noite, Leigh Anna caiu de joelhos e agradeceu a Jesus por ter poupado seu filho. Ela, então, se esticou na cama ao lado dele. Ele estava dormindo; pelo menos, ela pensou que estivesse. Enquanto estava deitada ao lado dele no escuro, ele disse:

"Mamãe, Jesus me segurou."

Ela perguntou: "Ele segurou?"

Noah respondeu:

"Eu disse 'obrigado' para Jesus, e ele respondeu: 'De nada.'"

No dia seguinte, ele deu alguns detalhes. "Mamãe, Jesus tem mãos morenas. Ele me segurou assim." Ele manteve os braços estendidos com as palmas das mãozinhas voltadas para cima. No dia seguinte, ele lhe disse que Jesus tem cabelos castanhos. Quando ela pediu mais informações, ele disse: "Só isso", de uma maneira muito desinteressada. Mas, ao fazer suas orações naquela noite, ele disse: "Obrigado, Jesus, por me segurar."[6]

Os ventos do nordeste arremessam-se sobre o que há de melhor em nós. Ventos contrários. Ondas violentas. Eles vêm. Mas Jesus ainda segura seus filhos. Ainda estende os braços. Ainda envia seus anjos. Uma vez que pertence a ele, você pode ter paz em meio à tempestade. O mesmo Jesus que enviou o anjo a Paulo envia esta mensagem a você: "Quando você atravessar as águas, eu estarei com você" (Isaías 43:2).

É possível que você esteja enfrentando a tempestade perfeita, mas Jesus oferece a paz perfeita.

QUARTA PARTE

MEDITEM EM COISAS BOAS

Se houver algo [...] digno de louvor, pensem nessas coisas.

Capítulo 9

PENSEM NO QUE VOCÊS PENSAM

*Seu problema não é seu problema em si,
mas o modo como você o vê.*

Em seus curtos treze anos, Rebecca Taylor passou por mais de 55 cirurgias e procedimentos médicos e esteve por aproximadamente mil dias no hospital.

Christyn, a mãe de Rebecca, fala sobre as complicações de saúde da filha com a tranquilidade de um cirurgião. O vocabulário da maioria das mães inclui expressões do tipo "comer em lanchonete", "festa do pijama" e "tempo demais ao telefone". Christyn conhece essa linguagem, mas é igualmente fluente no vernáculo de células sanguíneas, *stents* e, mais recentemente, um derrame cerebral hemorrágico.

Em seu *blog*, ela escreveu:

A nova bomba da semana passada foi a expressão "possível derrame cerebral hemorrágico", que ouvi dezenas de vezes de inúmeros médicos. Repetidas vezes, essa expressão preencheu minha mente e consumiu meus pensamentos. Era emocionalmente incapacitante.

No domingo passado, nosso pastor, Max Lucado, começou uma série muito oportuna sobre ansiedade. Examinamos o conhecido versículo de Filipenses 4:6: "Não andem ansiosos por coisa alguma, mas em tudo, pela oração e súplicas, e com ação de graças, apresentem seus pedidos a Deus."

Apresentei meus pedidos ao Senhor como havia feito tantas vezes antes, mas, dessa vez, DESSA vez, eu precisava de mais. E, assim, usando Filipenses 4:8-9 como guia, encontrei minha resposta:

"Finalmente, irmãos, tudo o que for verdadeiro [...]." O que é verdadeiro em minha vida neste momento em particular? *A bênção de ter todos os membros da família jantando juntos.*

"Tudo o que for nobre." *A bênção de desfrutar da presença uns dos outros fora de um quarto de hospital.*

"Tudo o que for correto." *A bênção de vivenciar a vida diária de meus dois filhos.*

"Tudo o que for puro." *A bênção de ter os meus três filhos rindo e brincando uns com os outros.*

"Tudo o que for amável." *A bênção de ver Rebecca dormir em paz em sua cama à noite.*

"Tudo o que for de boa fama." *A bênção de uma equipe respeitável trabalhando incansavelmente no cuidado de Rebecca.*

"Se houver algo de excelente." *A bênção de ver um milagre se revelar.*

"Ou digno de louvor." *A bênção de adorar a um Senhor que é digno de ser louvado.*

"Pensem nessas coisas."

Eu pensei. Enquanto meditava nessas coisas, impedi que a temida expressão "derrame cerebral hemorrágico" sugasse qualquer alegria de minha vida. Seu poder de produzir ansiedade, naquele momento, tornou-se impotente. E, quando insisti nas bênçãos abundantes de minha vida que estavam acontecendo NAQUELE EXATO MOMENTO, "a paz de Deus, que excede todo o entendimento" guardou meu coração e minha mente em Cristo Jesus. Um verdadeiro e inesperado milagre. Obrigada, Senhor.[1]

Você notou o que Christyn fez? As palavras *derrame cerebral hemorrágico* pairavam sobre sua vida como uma nuvem carregada. No entanto, ela impediu que a temida expressão sugasse a alegria de sua vida.

Ela fez isso ao praticar a gestão do pensamento. Você provavelmente sabe o que é isso, mas, caso não saiba, tenho o prazer de lhe dar a boa notícia: você pode escolher aquilo em que pensa.

Você não escolheu seu local nem data de nascimento. Você não escolheu seus pais nem seus irmãos. Você não determina o tempo nem a quantidade de sal no oceano. Há muitas coisas na vida sobre as quais você não tem escolha. Mas a maior atividade da vida está dentro de seu domínio. Você pode escolher aquilo em que pensa.

Você pode ser o controlador de tráfego aéreo de seu aeroporto mental. Você ocupa a torre de controle e pode supervisionar o tráfego mental de seu mundo. Os pensamentos circulam no alto; eles vêm e vão. Se um deles pousar, é porque você lhe deu permissão. Se ele partir, é porque você ordenou que fizesse isso. Você pode escolher seu padrão de pensamento.

Por essa razão, o sábio exorta: "Acima de tudo, guarde o seu coração, pois dele depende toda a sua vida" (Provérbios 4:23). Você quer ser feliz amanhã? Então, plante sementes de felicidade hoje. (Conte as bênçãos. Memorize versículos

> VOCÊ PODE SER O CONTROLADOR DE TRÁFEGO AÉREO DE SEU AEROPORTO MENTAL. VOCÊ OCUPA A TORRE DE CONTROLE E PODE SUPERVISIONAR O TRÁFEGO MENTAL DE SEU MUNDO.

da Bíblia. Ore. Cante hinos. Passe tempo com pessoas encorajadoras.) Você quer garantir a tristeza de amanhã? Então, role no poço de lama mental de autopiedade, culpa ou ansiedade hoje. (Pense no pior. Subjugue-se. Remoa seus arrependimentos. Queixe-se com quem só sabe se queixar.) Pensamentos têm consequências.

A cura da ansiedade requer um pensamento saudável. Seu desafio não é seu desafio propriamente dito. Seu desafio é o modo como você pensa em seu desafio. Seu problema não é seu problema em si; é o modo como você olha para ele.

Satanás sabe disso. O diabo está sempre confundindo nossa mente. Ele enche o céu de aviões que não carregam nada além de medo e ansiedade. E ele está fazendo o possível para convencer-nos a deixá-los pousar e colocar em nossa mente as cargas fétidas que carregam. Ele vem como um ladrão "apenas para roubar, matar e destruir" (João 10:10). Só traz tristeza e desgraça. Quando ele terminou de atacar Jó, o homem estava doente e sozinho. Quando ele completou sua obra em Judas, o discípulo desistiu da própria vida. O diabo é para a esperança o que o cupim é para um carvalho; ele irá consumi-lo de dentro para fora.

Ele irá levá-lo para um lugar sem sol e deixá-lo lá. Ele procura convencê-lo de que este mundo não tem janela, não tem possibilidade de luz. Pensamentos exagerados, engrandecidos, inflados, irracionais são a especialidade do diabo.

> Ninguém jamais me amará.
> Está tudo acabado para mim.
> Todo mundo está contra mim.
> Eu nunca vou perder peso, sair da dívida ou ter amigos.

Que mentiras sombrias e monstruosas! Nenhum problema é insolúvel. Nenhuma vida é irredimível. O destino de uma pessoa não está selado. Não se pode dizer que alguém não é amado ou não pode ser amado. Mas Satanás quer que pensemos que somos assim. Ele quer nos deixar em um enxame de pensamentos ansiosos, negativos.

Satanás é o mestre do engano. Mas ele não é o mestre da sua mente. Você tem um poder que ele não pode derrotar. Você tem Deus ao seu lado.

Por isso, "tudo o que for verdadeiro, tudo o que for nobre, tudo o que for correto, tudo o que for puro, tudo o que for amável, tudo o que for de boa fama, se houver algo de excelente ou digno de louvor, pensem nessas coisas" (Filipenses 4:8). A transliteração da palavra grega, aqui traduzida como *pensem*, é *logizomai*. Percebe a raiz de uma palavra portuguesa no grego? Sim, *lógica*.

> Nenhum problema é insolúvel. Nenhuma vida é irredimível. O destino de ninguém está selado. Não se pode dizer que alguém não é amado ou não pode ser amado.

O que Paulo quer dizer é simples: enfrentamos melhor a ansiedade com um pensamento lúcido e lógico.

Acontece que nossa arma mais valiosa contra a ansiedade pesa menos de 1,5 quilo e está entre nossas orelhas. Pense no que você pensa!

Eis como funciona. Você recebe um telefonema do consultório médico. A mensagem é simples e não muito bem-vinda. "O médico analisou seus exames e gostaria que você viesse ao consultório para uma consulta."

Com a mesma rapidez com que consegue dizer "a-hã", você pode fazer uma escolha: ansiedade ou confiança.

A ansiedade diz...

"Estou com problemas. Por que Deus permite que coisas ruins aconteçam comigo? Estou sendo punido? Devo ter feito algo errado."

"Essas coisas nunca acabam bem. Minha família tem um histórico de tragédia. É a minha vez. Provavelmente, tenho câncer, artrite, icterícia. Vou ficar cego? Meus olhos têm estado embaçados ultimamente. Será que é um tumor cerebral?"

"Quem vai criar as crianças? Quem vai pagar as consultas médicas? Vou morrer quebrado e sozinho. Sou jovem demais para essa tragédia! Ninguém consegue me entender ou me ajudar."

Se você ainda não estiver doente, estará no momento em que for ao consultório médico. "O coração ansioso deprime o homem" (Provérbios 12:25).

Mas há uma maneira melhor de encarar a situação.

Antes de telefonar para sua mãe, seu cônjuge, seu vizinho ou amigo, invoque a Deus. Convide-o a falar sobre o problema. "Levamos cativo todo pensamento, para torná-lo obediente a Cristo" (2Coríntios 10:5). Jogue as algemas no culpado e marche diante daquele que tem toda a autoridade: Jesus Cristo.

Jesus, este pensamento negativo e ansioso acabou de aparecer na minha cabeça. Ele vem do Senhor?

Jesus, que não fala nada além da verdade, responde: "Não, desapareça daqui, Satanás." E, como o controlador de tráfego aéreo ponderado e perspicaz de sua mente, você se recusa a deixar que o pensamento domine sua atenção.

Reivindique todas as promessas bíblicas que puder lembrar e comece a aprender mais algumas. Agarre-as pelo que são: promessas que preservam sua vida. Não tenha dó de Satanás. Não aceite as mentiras dele. "Assim, mantenham-se firmes, cingindo-se com o cinto da verdade" (Efésios 6:14). Resista ao desejo de exagerar, engrandecer ou aumentar. Concentre-se nos fatos, nada mais. O fato é que o médico telefonou. O fato é que a notícia dele será boa ou má. Pelo que você sabe, ele pode querer que você seja um exemplo perfeito de boa saúde. Tudo o que você pode fazer é orar e confiar.

E é isso que você faz. Você entra no consultório médico, não com o peso da preocupação, mas estimulado pela fé.

O que você prefere?

Exatamente no fim de semana em que eu estava revisando este livro, coloquei este capítulo à prova. Recebemos um telefonema informando que o pai de minha esposa não estava bem. Ele estava doente havia vários meses. Ele sofre de insuficiência cardíaca congestiva e progressiva demência. Tem 83 anos. Sua esposa havia ido para o céu alguns meses antes, e ele vinha piorando constantemente desde então.

O cardiologista disse-nos que o coração dele poderia durar apenas mais algumas semanas. Ele estava em um centro de residência assistida que ficava a cerca de cinco horas de nossa casa, e Denalyn sentiu uma forte orientação de que precisávamos trazê-lo para nossa casa. Fomos até a cidade onde ele estava para avaliar a situação. Tudo o que vimos confirmou o que havíamos ouvido.

Ele estava fraco. Seus pensamentos eram instáveis. Ele precisava de cuidados constantes, mais do que o centro estava preparado para oferecer.

Naquela noite, mais tarde, no quarto do hotel, eu disse a Denalyn que ela estava certa. Precisávamos levar seu pai para nossa casa.

Então, veio o alvoroço. Enquanto o resto da família se ocupava fazendo planos, eu perambulava pelo labirinto do medo. Comecei a imaginar a vida com um homem idoso em nossa casa. Os cuidadores. O cilindro de oxigênio. A cama de hospital. As questões relacionadas ao banheiro. Os pedidos de ajuda no meio da noite.

A ansiedade me fez sentir como se eu estivesse em um ringue de luta. Quando ia para a cama, estava machucado e manchado de sangue. Depois de uma noite maldormida, acordei e disse ao Senhor e a mim mesmo: *É hora de praticar o que prego*. Pus-me a amarrar meus pensamentos. Comecei a fazer uma lista de bênçãos. As palavras de Salmos 103:2 vieram-me à mente: "Bendiga o Senhor a minha alma! Não esqueça nenhuma de suas bênçãos!" Em vez de pensar em nossos problemas, escolhi enumerar cada indicação da presença de Deus.

Por exemplo, eu precisava alugar um *trailer*. O proprietário da loja, por acaso, era amigo de um amigo.

Eu precisava de um engate para o *trailer*. Era uma tarde de sexta-feira, e eu precisava dele instalado antes do sábado. Em meu segundo telefonema, encontrei uma loja que "por acaso" tinha um disponível e podia atender o prazo.

Eu precisava pagar o homem que estava cuidando do gramado na casa do pai de Denalyn. Ele, "por acaso", estava estacionado em frente à casa quando dei uma passada por lá.

Precisávamos encontrar um médico e uma equipe de cuidadores que atendessem em nossa casa. O consultório do médico atendeu meu telefonema e marcou uma consulta. A equipe de profissionais de saúde encontrou uma pessoa que poderia se encontrar conosco em nossa casa.

Encontrei um comprador para o carro que meu sogro estava dirigindo.

O centro de residência assistida conhecia alguém que precisava dos móveis dos quais estávamos nos desfazendo.

> GUARDE SEUS PENSAMENTOS E CONFIE EM SEU PAI.

Tomei a decisão deliberada de interpretar cada uma dessas boas oportunidades como evidência da bênção e da presença de Deus. Aos poucos, a nuvem cinza foi se dissipando, e começamos a vislumbrar o céu azul. Posso honestamente dizer que senti uma paz que excede o entendimento.

Christyn Taylor descobriu a mesma calmaria. Recentemente, ela e a família voltaram aos médicos de Rebecca em Minnesota. Sete meses antes, Rebecca mal sobrevivia. Agora, na véspera de seu aniversário de treze anos, ela era uma adolescente vibrante e cheia de vida. Ganhou notáveis treze quilos e meio. Sua saúde estava melhorando. No hospital, ela era chamada de "milagre ambulante".

Christyn escreveu: "Vi essas interações com um senso silencioso de temor. É fácil louvar a Deus durante tempos de bem-estar. Mas foi durante minha maior aflição que senti a presença do Senhor derramada sobre mim. E foi naqueles momentos dolorosos que aprendi a confiar nesse Deus que proveu uma força inimaginável durante uma dor inimaginável."[2]

Ele também irá ajudá-lo, meu amigo. Guarde seus pensamentos e confie em seu Pai.

Capítulo 10

APEGUEM-SE A CRISTO

Damos frutos quando nos concentramos em Deus.

O agricultor Jones percebeu um problema nas treliças. As videiras estavam gemendo. As folhas caíam. As vinhas se arrastavam. Os *loganberries*,* desanimados, suspiravam em coro.

O agricultor ouviu por um tempo e decidiu fazer o que os plantadores de uva haviam feito desde o início dessa história: ele conversou com sua colheita. Uma conversa entre chefe e planta era oportuna. Ele colocou um banquinho entre as fileiras, tirou o chapéu de palha, sentou-se e disse: "Tudo bem, pessoal. Por que a tristeza? Não era nesse *cálice* que eu estava pensando."

No início, ninguém falou. Finalmente, um rebento fininho se abriu. "Eu não consigo mais!", deixou escapar. "Eu comprimo e empurro, mas as uvas não vêm."

---

* *Loganberries* ou bagas-de-logan são frutos vermelhos que nascem do cruzamento entre amoras e framboesas. [N. T.]

As folhas saltaram enquanto outros ramos concordaram com a cabeça. "Não consigo dar nem uma uva passa", confessou um.

"Pode me chamar de cacho estéril", gritou outro.

"Perdoem-me por ser melancólico", disse ainda outro, "mas sou um ramo carregado. Estou tão cansado que minha casca está se soltando".

O fazendeiro Jones fez um não com a cabeça e suspirou. "Não é para menos que vocês estejam tristes. Vocês estão tentando fazer o que não podem fazer e estão se esquecendo de fazer o que foram criados para fazer. Parem de forçar o fruto. O trabalho de vocês é agarrar-se à videira, permanecer conectados ao tronco. Calma! Vocês ficarão surpresos com o que vão produzir."

Conversa esquisita? Entre um fazendeiro e uma videira, sim.

Mas, entre nosso Pai e seus filhos? Ele deve ouvir vários *mimimis* por minuto.

"Eu sou um fracasso espiritual."

"O único fruto que dou é o medo."

"Paz perfeita? Eu me sinto uma bagunça perfeita."

A expressão "infrutífero e cheio de preocupação" descreve muitos de nós. Não a queremos. Desejamos seguir a admoestação de Paulo: "Tudo o que for verdadeiro, tudo o que for nobre, tudo o que for correto, tudo o que for puro, tudo o que for amável, tudo o que for de boa fama, se houver algo de excelente ou digno de louvor, pensem nessas coisas" (Filipenses 4:8).

Com uma careta e uma nova determinação, decidimos: "Hoje vou ter somente pensamentos verdadeiros, nobres e corretos... mesmo que isso me mate."

O chamado à paz que Paulo nos faz pode se transformar em uma lista de exigências: todo pensamento *tem de* ser verdadeiro, nobre, correto, puro, amável, de boa fama, excelente e digno de louvor.

Epa! Quem consegue fazer isso?

Confissão: acho difícil cumprir essa lista. Deus sabe que tento. Uma ideia aparecerá do nada em minha cabeça, e irei passá-la pelo filtro do versículo. *Ela era verdadeira, nobre, pura... E depois?* Tenho dificuldade para me lembrar das oito virtudes, que dirá para me lembrar de passar meus pensamentos pelo filtro delas. Talvez a lista funcione para você. Se sim, pule para o próximo capítulo. Se não, há uma maneira mais simples.

Defina como seu objetivo apegar-se a Cristo. Permaneça nele. Ele não é verdadeiro, nobre, correto, puro, amável, de boa fama, excelente e digno de louvor? Esse não é o convite da mensagem dele na videira?

> Permaneçam em mim, e eu permanecerei em vocês. Nenhum ramo pode dar fruto por si mesmo, se não permanecer na videira. Vocês também não podem dar fruto, se não permanecerem em mim. Eu sou a videira; vocês são os ramos. Se alguém permanecer em mim e eu nele, esse dará muito fruto; pois sem mim vocês não podem fazer coisa alguma. Se alguém não permanecer em mim, será como o ramo que é jogado fora e seca. Tais ramos são apanhados, lançados ao fogo e queimados. Se vocês permanecerem em mim, e as minhas palavras permanecerem em vocês, pedirão o que quiserem, e lhes será concedido. Meu Pai é glorificado pelo fato de vocês darem muito fruto; e assim serão meus discípulos. Como o Pai me amou, assim eu os amei; permaneçam no meu amor. Se vocês obedecerem aos meus mandamentos, permanecerão no meu amor, assim como tenho obedecido aos mandamentos de meu Pai e em seu amor permaneço (João 15:4-10).

> DEFINA COMO SEU OBJETIVO APEGAR-SE A CRISTO. PERMANEÇA NELE. ELE NÃO É VERDADEIRO, NOBRE, CORRETO, PURO, AMÁVEL, DE BOA FAMA, EXCELENTE E DIGNO DE LOUVOR?

A alegoria de Jesus é simples. Deus é como um guardião de videiras. Ele vive e ama obter o melhor de suas videiras. Ele mima, poda, abençoa e corta. Seu objetivo é singular: "O que posso fazer para estimular o fruto?" Deus é um jardineiro capaz, que supervisiona com cuidado a videira.

E Jesus desempenha o papel da videira. Nós, que não somos jardineiros, podemos confundir a videira com o ramo. Para ver a videira, vá além dos ramos finos e retorcidos e observe a base grossa. A videira é a raiz e o tronco da planta. Ela conduz nutrientes do solo para os ramos. Jesus faz a impressionante afirmação: "Eu sou a verdadeira raiz da vida." Se alguma coisa boa entra em nossa vida, ele é o conduto.

E quem somos nós? Somos os ramos. Damos frutos: "Amor, alegria, paz, paciência, amabilidade, bondade, fidelidade" (Gálatas 5:22). Meditamos em "tudo o que [é] verdadeiro, tudo o que [é] nobre, tudo o que [é] correto, tudo o que [é] puro, tudo o que [é] amável, tudo o que [é] de boa fama [...] excelente ou digno de louvor" (Filipenses 4:8). Nossa gentileza fica evidente para todos. Desfrutamos da "paz de Deus, que excede todo o entendimento" (Filipenses 4:7).

E, quando nos apegamos a Cristo, Deus é honrado. "Meu Pai é glorificado pelo fato de vocês darem muito fruto; e assim serão meus discípulos" (João 15:8).

O Pai cuida. Jesus nutre. Recebemos, e as uvas aparecem. Os que passam por nós, impressionados com os cestos que transbordam de amor, graça e paz, não podem deixar de perguntar: "Quem cuida dessa vinha?" E Deus é honrado. Por essa razão, dar frutos é importante para Deus.

E é importante para você! Você se cansa da falta de tranquilidade. Você está pronto para acabar com as noites de insônia. Você anseia por não andar "ansioso por coisa alguma". Você anseia pelos frutos do Espírito. Mas como você dá esses frutos? Trabalha com mais afinco? Não, você permanece firme. Nossa tarefa não é sermos férteis, mas sim fiéis. O segredo para dar frutos e viver sem ansiedade tem menos a ver com fazer e mais a ver com permanecer.

Para entendermos a ideia, Jesus emprega o verbo *permanecer* (e suas variações) onze vezes em sete versículos:

> *Permaneçam* em mim, e eu *permanecerei* em vocês. Nenhum ramo pode dar fruto por si mesmo, se não *permanecer* na videira. Vocês também não podem dar fruto, se não *permanecerem* em mim [...] Se alguém *permanecer* em mim e eu nele, esse dará muito fruto [...]. Se alguém não *permanecer* em mim, será como o ramo que é jogado fora e seca. [...] Se vocês *permanecerem* em mim, e as minhas palavras *permanecerem* em vocês, pedirão o que quiserem, e lhes será concedido [...]. *Per-*

maneçam no meu amor. [...] *permanecerão* no meu amor, assim como tenho obedecido aos mandamentos de meu Pai e em seu amor *permaneço* (João 15:4-10).

"Venha, viva em mim!", convida Jesus. "Faça de minha casa a sua casa." Provavelmente você sabe o que significa estar em casa em algum lugar.

Estar em casa é sentir-se seguro. A casa é um lugar de refúgio e segurança.

Estar em casa é ficar à vontade. Você pode andar de um lado para o outro de chinelos e pijama.

Estar em casa é estar familiarizado. Ao passar pela porta, você não precisa consultar a planta para achar a cozinha.

> NOSSA TAREFA NÃO É SERMOS FÉRTEIS, MAS SIM FIÉIS.

Nosso objetivo, nosso único objetivo é estar em casa em Cristo. Ele não é um parque nem um quarto de hotel à beira da estrada. Ele é nosso endereço permanente. Cristo é nosso lar. Ele é nosso lugar de refúgio e segurança. Ficamos à vontade em sua presença, livres para ser quem realmente somos. Nele sabemos o que temos à nossa volta. Conhecemos seu coração e seus caminhos.

Descansamos nele, encontramos nele nosso alimento. Seu teto de graça protege-nos das tempestades da culpa. Suas paredes de providência protegem-nos dos ventos destrutivos. Sua lareira aquece-nos durante os invernos solitários da vida. Permanecemos na morada de Cristo e nunca saímos dela.

O ramo nunca se solta da videira. Nunca! Um ramo aparece aos domingos para fazer sua única refeição na semana? Só se ele quiser morrer. O ramo saudável nunca se solta da videira, porque ali recebe nutrientes 24 horas por dia.

Se os ramos frequentassem seminários, o tema seria Segredos para se Agarrar à Videira. Mas os ramos não frequentam seminários, porque, para participar deles, teriam de se soltar da videira – algo que se recusam a fazer. O dever primordial do ramo é agarrar-se à videira.

O dever primordial do discípulo é o mesmo.

Nós, cristãos, normalmente não entendemos isso. Saímos por aí fazendo promessas de "mudar o mundo", "fazer a diferença para Cristo", "levar pessoas ao Senhor". No entanto, tudo isso é consequência de uma vida centrada em Cristo. Nosso objetivo não é dar frutos. Nosso objetivo é permanecer conectados.

Talvez esta imagem ajude: quando um pai conduz o filho de quatro anos por uma rua movimentada, ele o segura pela mão e diz: "Não solte a minha mão." Ele não diz: "Memorize o mapa" ou "Corra o risco de atravessar a rua no meio dos carros" ou "Vamos ver se você consegue achar o caminho de casa." O bom pai dá à criança uma responsabilidade: "Não solte a minha mão".

Deus faz o mesmo conosco. Não se sobrecarregue com listas. Não aumente sua ansiedade com o medo de não as cumprir. Seu objetivo não é saber todos os detalhes do futuro. Seu objetivo é segurar a mão daquele que o segura e nunca soltá-la.

Essa foi a escolha de Kent Brantly.

Brantly era um médico missionário na Libéria, que travava uma guerra contra o mais cruel dos vírus, o Ebola. A epidemia estava matando milhares de pessoas. Tanto quanto qualquer pessoa no mundo, Brantly sabia as consequências da doença. Havia tratado dezenas de casos. Conhecia os sintomas: febre alta, diarreia aguda e náusea. Havia visto os resultados do vírus e, pela primeira vez, ele mesmo estava apresentando os sintomas.

Seus colegas tiraram uma amostra de sangue dele e começaram os testes, mas levaria pelo menos três dias para saberem os resultados. Na noite de 23 de julho de 2014, uma quarta-feira, dr. Brantly se colocou em quarentena em sua casa e esperou. A esposa e os familiares estavam do outro lado do oceano. Seus colegas de trabalho não podiam entrar em sua residência. Ele estava, literalmente, sozinho com seus pensamentos. Abriu a Bíblia e meditou em uma passagem do livro de Hebreus. Em seguida, escreveu em seu diário: "A promessa de entrar em seu descanso nos foi deixada, então que nunca desistamos. Vamos, portanto, nos esforçar... para entrar nesse descanso."[1]

Dr. Brantly considerou a expressão "nos esforçar". Ele sabia que teria de fazer exatamente isso. Então, voltou a atenção para outro versículo do mesmo capítulo em Hebreus: "Aproximemo-nos do trono da graça com toda a confiança, a fim de recebermos misericórdia e encontrarmos graça que nos ajude no momento da necessidade" (Hebreus 4:16). Ele copiou o versículo em seu diário de oração e escreveu as palavras "com toda a confiança" em itálico.[2]

Fechou o diário e esperou. Os três dias seguintes trouxeram um desconforto inexprimível. Os resultados dos testes confirmaram o que eles temiam: ele havia contraído o Ebola.

A esposa de Kent, Amber, estava em Abilene, sua cidade natal no Texas, quando ele telefonou na tarde do sábado seguinte para informar o diagnóstico. Amber e os dois filhos do casal estavam visitando os pais dela. Quando o telefone tocou, ela correu para o quarto para ter um pouco de privacidade. Kent foi direto ao assunto. "Os resultados do teste chegaram. Deu positivo."

Amber começou a chorar. Eles conversaram por alguns minutos antes de Kent dizer que estava cansado e que telefonaria novamente em breve.

Agora era a vez de Amber digerir a notícia. Ela e seus pais sentaram-se na beira de sua cama e choraram por vários minutos. Depois de algum tempo, Amber pediu licença e foi para fora. Atravessou um campo em direção a uma grande algarobeira e sentou-se em um galho baixo que estava suspenso. Como era difícil encontrar palavras para formular suas orações, ela usou a letra dos hinos que havia aprendido quando menina.

> Tu és fiel, Senhor, ó Pai celeste;
> Teus filhos sabem que não falharás!
> Nunca mudaste, tu nunca faltaste,
> Tal como eras tu sempre serás.[3]

As palavras animaram-na, por isso começou a cantar em voz alta outra canção que era muito importante para ela:

Eu preciso de ti a cada hora, na alegria ou na dor;
Vem depressa e faz morada, ou a vida é em vão.
Eu preciso de ti, ó, eu preciso de ti;
A cada hora eu preciso de ti;
Ó, abençoa-me agora, meu Salvador,
Eu venho a ti.[4]

Mais tarde, ela escreveu: "Eu pensei que meu marido fosse morrer. Eu estava sofrendo. Estava com medo. Por meio desses hinos, contudo, pude me conectar com Deus de uma maneira significativa quando não consegui encontrar palavras para orar."[5]

Kent foi levado da África para Atlanta. Seus cuidadores optaram por correr o risco de um tratamento não experimentado. Aos poucos, sua condição foi melhorando. Dentro de poucos dias, sua força começou a voltar. A impressão que se teve foi de que o mundo inteiro se alegrou quando ele saiu do hospital, curado do Ebola.

Podemos aplaudir a vitória de Brantly sobre outra doença, um vírus igualmente mortal e contagioso: o contágio invisível da ansiedade. Kent e Amber eram os principais candidatos ao pânico, mas reagiram com a mesma determinação que lhes permitiu combater o Ebola. Eles permaneceram conectados à videira. Resolveram permanecer em Cristo. Kent abriu a Bíblia. Amber meditou em hinos. Eles preencheram a mente com a verdade de Deus.

Jesus ensinou-nos a fazer o mesmo. Ele nos diz, sem rodeios: "Não se preocupem com sua própria vida, quanto ao que comer ou beber; nem com seu próprio corpo, quanto ao que vestir" (Mateus 6:25). Então, ele nos ordena duas coisas: "observem" e "vejam". Ele nos diz para "[observar] as aves do céu" (Mateus 6:26). Quando fazemos isso, percebemos o quanto elas parecem felizes. Não estão carrancudas, mal-humoradas nem irritadas. Não parecem dormir necessitadas ou solitárias. Elas cantam, piam e voam alto. Contudo, "não semeiam nem colhem nem armazenam em celeiros" (v. 26). Não dirigem tratores nem colhem trigo, mas Jesus nos pergunta: elas parecem bem cuidadas?

Ele, então, dirige nossa atenção para as flores do campo. "Vejam como crescem os lírios do campo" (v. 28). Da mesma forma, eles não fazem nada. Embora a vida deles seja curta, Deus os veste para se exibirem em tapetes vermelhos. Nem Salomão, o rei mais rico da história, "vestiu-se como um deles" (v. 29).

> ENCHA SEU CORAÇÃO COM A BONDADE DE DEUS.

Como desarmamos a ansiedade? Estocamos pensamentos de Deus em nossa mente. Chegue à implicação lógica: se pássaros e flores estão sob o cuidado de Deus, ele não cuidará de nós também? Encha seu coração com a bondade de Deus.

"Mantenham o pensamento nas coisas do alto, e não nas coisas terrenas" (Colossenses 3:2).

Como você pode fazer isso?

Uma amiga descreveu recentemente o trajeto diário de noventa minutos que faz para o trabalho.

"Noventa minutos!?", compadeci-me.

"Não sinta pena de mim." Ela sorriu. "Eu uso o trajeto para pensar em Deus." Ela passou a descrever como preenche uma hora e meia com adoração e sermões. Ela ouve livros inteiros da Bíblia. Recita orações. Quando chega ao local de trabalho, está pronta para o dia. "Eu transformo o trajeto para o trabalho em meu culto."

Faça algo similar. Há um período de tempo que você pode dedicar a Deus? Talvez você possa desligar o noticiário e abrir a Bíblia. Programe o despertador quinze minutos antes. Ou, em vez de assistir a um comediante na TV enquanto pega no sono, ouça uma versão em áudio de um livro cristão. "Se vocês permanecerem firmes na minha palavra, verdadeiramente serão meus discípulos. E conhecerão a verdade, e a verdade os libertará" (João 8:31-32). Livres do medo. Livres do temor. E, sim, livres da ansiedade.

Capítulo 11

C.A.L.M.

Escolha a árvore da tranquilidade em lugar da árvore da ansiedade.

São 2h30 da manhã. Você não consegue dormir. Você afofa o travesseiro, ajeita os cobertores. Rola para um lado, depois para o outro. Nada funciona. Todos os demais estão dormindo. A pessoa ao seu lado mudou-se para a terra dos sonhos. O cachorro está encolhido como se fosse uma bola nos pés de sua cama. Todos estão dormindo. Isto é, menos você.

Daqui a seis horas, você estará indo para um novo emprego, um novo escritório, um novo capítulo, um novo mundo. Você será o mais novo membro da equipe de vendas e está se perguntando se tomou a decisão certa. As horas são longas. A economia está em queda. A competição está aumentando.

Além disso, você tem:

- 23 anos, acabou de sair da faculdade e está começando seu primeiro emprego;

- 33 anos, dois filhos para alimentar e uma família para cuidar;
- 43 anos, é a última vítima de demissões e corte de pessoal na empresa;
- 53 anos, uma idade que não é ideal para mudar de carreira;
- 63 anos. O que aconteceu com os planos de aposentadoria e o tempo com os netos? Aqui está você começando de novo.

Não importa a idade, as perguntas caem do céu como pedras de granizo. Ganharei dinheiro suficiente? Farei algum amigo? Terei uma sala só para mim no trabalho? Serei capaz de aprender o programa de *software*, o blá-blá-blá de um vendedor, o caminho para o banheiro?

Você sente um arrepio na nuca. De repente, uma nova forma de ansiedade chega à sua mente. *Ah não, um tumor. Assim como aconteceu com o vovô. Ele passou um ano fazendo quimioterapia. Como vou suportar a quimio e um emprego novo? Será que meu plano de saúde vai cobrir o tratamento?*

Os pensamentos agitam-se em sua mente como um tornado passando por uma planície do Kansas. Eles sugam qualquer vestígio de paz. Os números verdes no relógio digital são as únicas luzes em seu quarto; na verdade, as únicas luzes em sua vida. Mais uma hora se passa. Você cobre a cabeça com um travesseiro e sente vontade de chorar.

Que confusão!

O que significa toda essa ansiedade? Todo esse medo? Apreensão? Inquietação? Insegurança? O que significa?

Simplesmente isto: você é um ser humano.

Não significa que você não é maduro emocionalmente ou que é um idiota, está endemoninhado ou se mostra um fracassado. Não significa que seus pais não acertaram com você ou vice-versa. E, importante, não significa que você não é cristão.

Os cristãos lutam contra a ansiedade. Jesus lutou contra a ansiedade, pelo amor de Deus! No jardim do Getsêmani, ele orou três vezes para não ter de beber do cálice (Mateus 26:36-44). Seu coração batia de forma tão violenta que os vasos capilares se romperam e gotas de sangue escorreram pelo seu rosto (Lucas 22:44). Ele ficou ansioso, mas não permaneceu ansioso. Ele confiou seus medos ao seu Pai celestial e concluiu sua missão terrena com fé. Ele nos ajudará a fazer o mesmo. Há um caminho para sair do vale da irritação. Deus usou a caneta de Paulo para fazer o mapa.

> Alegrem-se sempre no Senhor. Novamente direi: Alegrem-se! Seja a amabilidade de vocês conhecida por todos. Perto está o Senhor.
> Não andem ansiosos por coisa alguma, mas em tudo, pela oração e súplicas, e com ação de graças, apresentem seus pedidos a Deus. E a paz de Deus, que excede todo o entendimento, guardará o coração e a mente de vocês em Cristo Jesus.
> Finalmente, irmãos, tudo o que for verdadeiro, tudo o que for nobre, tudo o que for correto, tudo o que for puro, tudo o que for amável, tudo o que for de boa fama, se houver algo de excelente ou digno de louvor, pensem nessas coisas (Filipenses 4:4-8).

Uma pessoa teria dificuldade para encontrar uma passagem mais prática, poderosa e inspiradora sobre o tema da ansiedade. A passagem tem o aspecto de uma "árvore de decisão". Árvore de decisão é uma ferramenta que utiliza um gráfico semelhante a uma árvore para mostrar decisões e suas possíveis consequências. O conselho de Paulo tem um formato sequencial similar.

Você já sabe sobre a árvore da ansiedade. Passamos grande parte de nosso tempo pendendo de seus ramos frágeis, agitados pelos ventos de mudança e confusão. Em certa ocasião, Deus enviou o profeta Isaías para acalmar as preocupações de um rei ansioso. Ele e seu povo estavam tão amedrontados que "[se agitaram], como as árvores da floresta agitam-se com o vento" (Isaías 7:2). Soa como se eles estivessem sentados em meio a um bosque de árvores de ansiedade. Deus deu esta palavra a Isaías: "Diga a ele [Acaz]: 'Tenha cuidado, acalme-se e não tenha medo'" (Isaías 7:4).

A árvore de ansiedade não é a única árvore no pomar. Há uma opção melhor: a árvore da tranquilidade. (Não sou inteligente?) Ela é robusta, dá muita sombra e tem amplo espaço para você. Eis como usá-la.

Comece com Deus.

Celebre a bondade de Deus. "Alegrem-se sempre no Senhor. Novamente direi: Alegrem-se!" (Filipenses 4:4). Tire sua atenção do problema e, por alguns minutos, celebre Deus. Não adianta ficar obcecado com o problema. Quanto mais você olhar para ele, maior ele ficará. No entanto, quanto mais você olhar para Deus, mais rápido o problema será reduzido ao seu devido tamanho. Essa foi a estratégia do salmista.

> Levanto os meus olhos para os montes e pergunto:
> De onde me vem o socorro?
> O meu socorro vem do Senhor,
> que fez os céus e a terra (Salmos 121:1-2).

Você vê a intencionalidade nessas palavras? "Levanto os meus olhos." Não medite na confusão. Você não ganha nada colocando os olhos no problema. Você ganha tudo ao colocar os olhos no Senhor.

> **NÃO MEDITE NA CONFUSÃO.**

Foi essa lição que Pedro aprendeu sobre o tempestuoso mar da Galileia. Ele era pescador e sabia o que ondas de três metros podiam causar em barcos pequenos. Talvez seja por isso que ele se levantou para sair do barco quando viu Jesus andando sobre as águas em meio à tempestade.

"Senhor", disse Pedro, "se és tu, manda-me ir ao teu encontro por sobre as águas".
"Venha", respondeu ele.
Então Pedro saiu do barco, andou sobre as águas e foi na direção de Jesus. Mas, quando reparou no vento, ficou com medo e, começando a afundar, gritou: "Senhor, salva-me!" (Mateus 14:28-30).

Enquanto se concentrou no rosto de Cristo, Pedro fez o impossível. No entanto, quando começou a olhar para a força da tempestade, afundou como uma pedra. Se você está afundando, é porque está olhando na direção errada.

Deus é soberano sobre suas circunstâncias? Ele é mais poderoso do que seu problema? Ele tem respostas para suas perguntas? De acordo com a Bíblia, a resposta é sim, sim e sim! "Ele [Deus] é o bendito e único Soberano, o Rei dos reis e Senhor dos senhores" (1Timóteo 6:15).

Se ele sustenta e controla todas as coisas, você acha que ele tem autoridade sobre essa situação que você está enfrentando?

E a misericórdia de Deus? A graça de Deus é grande o suficiente para perdoar seus pecados? Mais uma vez, sim! "Portanto, agora já não há condenação para os que estão em Cristo Jesus" (Romanos 8:1).

Alegre-se no Senhor. Essa é a primeira etapa. Não tenha pressa para avançar. Encare Deus antes de encarar seu problema. Então, você estará pronto para...

Pedir ajuda a Deus. "Apresentem seus pedidos a Deus" (Filipenses 4:6). O medo provoca desespero ou oração. Escolha sabiamente.

Deus disse: "Clame a mim no dia da angústia" (Salmos 50:15).

Jesus disse: "Peçam, e lhes será dado; busquem, e encontrarão; batam, e a porta lhes será aberta" (Mateus 7:7). Não há incerteza nessa promessa. Nenhum "pode ser que", "talvez" ou "possivelmente irá". Jesus afirma categoricamente que, quando você pede, ele ouve.

Então, peça! Quando a ansiedade bater à porta, pergunte: "O senhor pode atender, Jesus?" Reduza seu pedido a uma declaração. Imite Jesus, que nos ensinou a orar: "Dá-nos hoje o nosso pão de cada dia" (Mateus 6:11). Concentre-se na oração específica. E concentre-se na oração baseada na promessa. Permaneça no alicerce firme da aliança de Deus. "Assim, aproximemo-nos do trono da graça com toda a confiança" (Hebreus 4:16).

Tendo feito isso...

Deixe suas preocupações nas mãos de Deus. Deixe que ele assuma o controle da sua vida. Deixe que Deus faça o que ele está disposto a fazer: "[A paz de Deus] guardará o coração e a mente de vocês em Cristo Jesus" (Filipenses 4:7).

Você já levou um aparelho doméstico para consertar? Talvez a torradeira tenha quebrado ou o forno de micro-ondas parado de funcionar. Você tentou consertar, mas não conseguiu. Então, você deixou o aparelho aos cuidados de um técnico. Você explicou o problema e então...

- ofereceu-se para ficar e ajudá-lo a consertar;
- debruçou-se sobre a bancada e ficou fazendo perguntas sobre o trabalho em andamento;
- jogou um saco de dormir no chão da loja para poder observá-lo trabalhar.

Se fez uma dessas coisas, você não entende a relação entre cliente e profissional. O esquema é simples. Deixe que ele irá consertá-lo. Nosso protocolo com Deus é igualmente simples. Deixe seu problema nas mãos dele. "Sei em quem tenho crido e estou bem certo de que ele é poderoso para guardar o que lhe confiei até aquele dia" (2Timóteo 1:12).

Deus não precisa de ajuda, conselho ou assistência. (Por favor, repita esta frase: Pelo presente, eu renuncio ao cargo de soberano do universo.) Quando estiver pronto para nos contratar de novo, ele nos informará.

Até lá, substitua pensamentos ansiosos por pensamentos de gratidão. Deus leva a sério as ações de graças.

Eis o motivo: a gratidão nos mantém focados no presente.

A palavra mais comum da Bíblia para *preocupação* é o termo grego *merimnate*. A origem é *merimnaō* (um composto de um verbo e um substantivo). O verbo é *dividir*. O substantivo é *mente*. Estar ansioso, portanto, é dividir a mente.[1] A preocupação destrói os pensamentos, a energia e o foco. A ansiedade divide nossa atenção. Ela envia nossa consciência a uma dezena de direções.

Nós nos preocupamos com o passado – o que dissemos ou fizemos. Nós nos preocupamos com o futuro – as tarefas de amanhã ou os acontecimentos da próxima década. A ansiedade tira nossa atenção do que é certo agora e a direciona "lá para trás" ou "para o mundo que nos rodeia".

Mas, quando não está focado em seu problema, você tem uma súbita disponibilidade de espaço cerebral. Use-o para o bem.

Medite em coisas boas. "Finalmente, irmãos, tudo o que for verdadeiro, tudo o que for nobre, tudo o que for correto, tudo o que for puro, tudo o que for amável, tudo o que for de boa fama, se houver algo de excelente ou digno de louvor, pensem nessas coisas" (Filipenses 4:8). Não deixe que pensamentos ansiosos e negativos assumam o controle de sua mente. Você não pode controlar as circunstâncias, mas sempre pode controlar o que pensa sobre elas.

> A GRATIDÃO NOS MANTÉM FOCADOS NO PRESENTE.

Um dos dias mais difíceis de minha vida aconteceu em um jantar em Dalton, na Geórgia. Eu tinha dezenove anos e faltava uma semana para minhas primeiras férias na faculdade. Eu estava a mais de 1.500 quilômetros de distância de casa. Estava dormindo no abrigo do Exército da Salvação, onde, na noite anterior, um rapaz embriagado no beliche acima do meu rolou e vomitou. Se saudade de casa fosse água, eu teria me encharcado até os ossos.

Com a promessa de dinheiro rápido e novas possibilidades, juntei-me a dois amigos e concordei em vender livros de porta em porta. Meus amigos foram para casa durante o bazar da escola e eu fiquei sozinho. Fui para as ruas e fiz esta descoberta: ninguém gosta de um vendedor de porta em porta. Meu primeiro dia foi horrível.

"Oi, eu sou o Max..." *Bam!*

"Oi, eu sou o Max.." *Bam!*

"Oi, eu sou o Max..." *Bam!*

No segundo dia não foi melhor. Eu estava mais por baixo do que barriga de cobra. No almoço, fui me arrastando para o restaurante, cuidei de meu ego ferido e comi um hambúrguer. Enquanto estava pagando a conta, notei, próximo ao caixa, uma série de ímãs emborrachados com dizeres. Um era amarelo, em forma de limão, e continha estas palavras: "Quando a vida lhe der um limão, faça uma limonada."

A frase era popular, banal e simples, mas eu nunca a tinha ouvido. Isso foi o suficiente para me convencer a continuar no trabalho. Comprei o ímã e grudei-o em uma tira de metal no painel do meu Plymouth Duster 73. Sempre que ficava desanimado, eu esfregava o polegar no limão de borracha e me lembrava: *Eu posso me fazer infeliz ou posso fazer uma limonada.*

As pessoas ainda batiam portas, e eu ainda me perguntava o que, diabos, estava fazendo tão longe de casa. Mas sobrevivi.

Já faz quatro décadas desde aquele dia no restaurante. Muita coisa mudou, mas isso não mudou muito: a vida ainda dá limões.

Sem dúvida, minhas chances de férias ruins não são nada comparadas aos limões que foram dados a você. Recentemente, falei com uma idosa cujo marido foi diagnosticado com demência. Ela precisa tirar as chaves do carro dele. Falei com uma mãe solteira que não consegue se lembrar da última vez em que teve uma noite de sono. Ela pergunta se tem o que é preciso para criar filhos. Falei com um homem de meia-idade que está se recuperando das consequências de um divórcio. Ele se pergunta se algum dia terá uma família feliz.

A vida ainda dá limões a pessoas boas, pessoas más, pessoas velhas, todas as pessoas. A vida vem com limões.

Mas não temos de chupá-los.

Uma vez escrevi esta resolução:

> Hoje, vou viver o hoje.
> Ontem passou.
> Amanhã ainda está por vir.
> Resta-me o hoje.
> Então, hoje, vou viver o hoje.
> Reviver o ontem? Não!
> Vou aprender com ele.
> Vou buscar misericórdia para ele.
> Vou me alegrar nele.
> Mas não vou viver nele.
> O sol se pôs ontem.
> O sol ainda está para nascer amanhã.
> Preocupar-se com o futuro? De que adianta?
> Ele merece só uma olhadinha, nada mais.
> Só amanhã posso mudar o amanhã.

Hoje, vou viver o hoje.
Vou enfrentar os desafios de hoje com a força de hoje.
Vou dançar a música de hoje com a música de hoje.
Vou celebrar as oportunidades de hoje com a esperança de hoje.
Hoje.

Que eu possa rir, ouvir, aprender e amar. E amanhã, se vier, que eu possa fazer isso outra vez.

Um novo dia espera por você, meu amigo. Um novo tempo em que você se preocupará menos e confiará mais. Um tempo com menos medo e mais fé. Você pode imaginar uma vida sem andar ansioso por coisa alguma? Deus pode. E, com a ajuda dele, você irá experimentá-la.

> A VIDA AINDA DÁ LIMÕES A PESSOAS BOAS, PESSOAS MÁS, PESSOAS VELHAS, TODAS AS PESSOAS. A VIDA VEM COM LIMÕES, MAS NÃO TEMOS DE CHUPÁ-LOS.

QUESTÕES PARA REFLEXÃO

Preparadas por Jessalyn Foggy

Capítulo 1

MENOS IRRITAÇÃO, MAIS FÉ

Leia Filipenses 4:4-9

ENFRENTE O CAOS

1. Max lista várias coisas que descrevem a ansiedade: "um medinho", "um nervosismo" e "uma sensação instável de temor", para citar algumas.
   - Ainda que nunca tenha se considerado uma pessoa que luta contra a ansiedade, uma dessas descrições se aplica a você? Se sim, qual(is)?
   - Se já reconheceu a ansiedade como parte de sua vida há algum tempo, com qual aspecto dela você mais se identifica? Por quê?

2. Defina *ansiedade* com suas palavras baseando-se em suas experiências. Qual é o papel da ansiedade em sua vida?

3. "Ansiedade e medo são primos, mas não irmãos gêmeos." Você concorda com a citação? Se sim, como os dois se manifestam de maneira diferente em sua vida?

4. Reserve alguns minutos para definir suas ansiedades pessoais.
    - O que o deixa acordado à noite ou o faz acordar cedo?
    - O que o distrai constantemente da tarefa que tem de cumprir?
    - O que o faz sentir um aperto no peito?
    - Se suas ansiedades mudam dia após dia, concentre-se em dar o nome daquilo que está em sua mente e em seu coração nesse momento.

ESCOLHA A CALMA

5. Considere o seguinte: "Fomos ensinados que a vida cristã é uma vida de paz e, quando não temos paz, pensamos que o problema está dentro de nós." Se é assim que você tem visto as coisas, como Filipenses 4:4-9 o faz se sentir?
    - A passagem o motiva?
    - Ela o desencoraja?
    - Ela parece impossível?

6. "Ansiedade não é um pecado; é um sentimento." O capítulo 1 enfatiza quatro causas constantes de ansiedade: mudança, ritmo de vida, desafios pessoais e envelhecimento.
    - Pense em um momento quando a mudança gerou ansiedade em sua vida. O que dizer sobre a natureza da mudança que contribui para a ansiedade?
    - Considere o ritmo de vida que você leva no momento. Você vive em modo de sobrevivência? Se sim, quantos itens ou compromissos em sua lista de tarefas você aceita por obrigação ou por uma necessidade? Existe algo a que você poderia dizer não, para ter mais tempo a fim de se dedicar aos seus projetos de vida? Por quê?
    - Desafios pessoais podem incluir muitas coisas diferentes, mas, muitas vezes, são preocupações que ficam por ali durante um tempo, talvez até por toda a vida. Isso significa que é importante lidar com esses desafios. Quais são alguns de seus desafios pessoais que o deixam

QUESTÕES PARA REFLEXÃO

preocupado? São preocupações que fogem ao seu controle? Se sim, você ora por essas questões diariamente?

- O que mais o assusta no que se refere a envelhecer? Considere o que a Bíblia fala sobre a velhice (Provérbios 16:31, Isaías 46:4, Jó 12:12). Esses versículos parecem diferentes do modo como nós, como sociedade, falamos sobre envelhecimento? Se sim, em que sentido?

7. Leia as passagens a seguir e observe a promessa contida em cada uma delas:

> Confie no Senhor de todo o seu coração
> e não se apoie
> em seu próprio entendimento;
> reconheça o Senhor
> em todos os seus caminhos,
> e ele endireitará as suas veredas.
>
> Provérbios 3:5-6

> Venham a mim, todos os que estão cansados e sobrecarregados, e eu lhes darei descanso. Tomem sobre vocês o meu jugo e aprendam de mim, pois sou manso e humilde de coração, e vocês encontrarão descanso para as suas almas. Pois o meu jugo é suave e o meu fardo é leve.
>
> Mateus 11:28-30

> Deixo-lhes a paz; a minha paz lhes dou. Não a dou como o mundo a dá. Não se perturbe o seu coração, nem tenham medo.
>
> João 14:27

> Entregue suas preocupações ao Senhor, e ele o susterá; jamais permitirá que o justo venha a cair.
>
> Salmos 55:22

> Portanto, humilhem-se debaixo da poderosa mão de Deus, para que ele os exalte no tempo devido. Lancem sobre ele toda a sua ansiedade, porque ele tem cuidado de vocês.
>
> 1Pedro 5:6-7
>
> Mesmo quando eu andar por um vale de trevas e morte, não temerei perigo algum, pois tu estás comigo; a tua vara e o teu cajado me protegem.
>
> Salmos 23:4

- Como essas promessas podem mudar sua perspectiva para o dia que você tem pela frente?
- O que essas promessas dizem sobre o poder de Deus em comparação às ansiedades que você enfrenta?

8. Escreva o acrônimo C.A.L.M. e coloque-o em um lugar acessível para que possa se lembrar de que "a paz de Deus, que excede todo o entendimento, guardará o coração e a mente de vocês".

CELEBRE A BONDADE DE DEUS.

"Alegrem-se sempre no Senhor" (Filipenses 4:4).

- Como você expressará sua alegria com a bondade de Deus hoje?

A DEUS PEÇA AJUDA.

"Apresentem seus pedidos a Deus" (v. 6).

- Se você ainda não tem, comece um diário de oração. Comece com os pedidos de hoje.

LEVE SUAS PREOCUPAÇÕES A ELE.

"Com ação de graças [...]" (v. 6).

QUESTÕES PARA REFLEXÃO

- Na hora de dormir, examine as preocupações que você apresentou a Deus pela manhã. Agradeça-lhe por libertá-lo de seus pensamentos ansiosos.

MEDITE EM COISAS BOAS.

"Se houver algo [...] digno de louvor, pensem nessas coisas" (v. 8).

- Planeje seu dia de modo que inclua um tempo a sós com Deus.

MEDITAÇÃO

Querido Senhor,
Falaste com tempestades. Falarias com as nossas? Acalmaste o coração dos apóstolos. Acalmarias o caos dentro de nós? Tu lhes disseste para não temerem. Dize o mesmo para nós. Estamos cansados da nossa preocupação, esgotados e diminuídos por causa dos vendavais da vida. Ó, Príncipe da Paz, concede-nos um espírito de calma. À medida que virarmos a página deste livro, tu virarás uma nova folha no livro da nossa vida? Dissipa a ansiedade. Desperta a coragem. Permite que tenhamos menos irritação e mais fé.
Em nome de Jesus, amém.

Capítulo 2

ALEGREM-SE NA SOBERANIA DO SENHOR

Você não pode dirigir o mundo, mas pode confiar que Deus fará isso.

Leia Isaías 6

ENFRENTE O CAOS

1. Que retratos, imagens ou pessoas vêm à sua mente quando você ouve a palavra *soberano*?

2. Considere o que significa *soberano* em sua vida cotidiana. Você acredita que tem conferido soberania a Deus?
- Se não, por quê?
- Se sim, você também *confia* na soberania de Deus?

3. Esse capítulo enfatiza o conceito de que "a fé sempre precede o comportamento". Sua mente é o leme de suas ações.
- O que você aprendeu nesse capítulo sobre seu sistema de crenças?
- Seu comportamento reflete um forte sistema de crenças? Por quê?

4. Há muitas coisas que podem dificultar a confiança na bondade da soberania de Deus. Veja a longa lista de perigos feita por Paulo em 2Coríntios 11:23-29. Depois leia a resposta de Paulo às circunstâncias de sua vida em Filipenses 1:12-13.
- Em que circunstâncias você se esforça para confiar nos propósitos de Deus?
- Você acha que Deus age com justiça ao pedir uma resposta pura como a de Paulo? Por quê?
- O que o impede de acreditar plenamente que Deus é um bom Pai que cuida de cada detalhe de sua vida?
- Reserve alguns minutos para apresentar esses obstáculos diante do Senhor e ore: "Creio, ajuda-me a vencer a minha incredulidade!" (Marcos 9:24).

5. Diz Hebreus 13:7-8: "Lembrem-se dos seus líderes [...]. Observem bem o resultado da vida que tiveram e imitem a sua fé. Jesus Cristo é o mesmo, ontem, hoje e para sempre."
- Há pessoas em sua vida que acreditavam na mão firme de Deus quando tinham muita coisa com o que estar ansiosas? O que aconteceu com elas no final?
- Como o exemplo delas pode afetar sua capacidade de confiar na soberania de Deus?
- Leia Hebreus 11 e medite nos muitos fiéis que conheceram tanto as bênçãos como as dificuldades nesta vida, que confiaram no Deus imutável em quem lutamos para confiar hoje. Como é o final da história deles? Confiar em Deus valeu a pena para eles? Por quê?

QUESTÕES PARA REFLEXÃO

- Como você pode usar essas histórias como munição contra a ansiedade?

ESCOLHA A CALMA

6. Reflita nesta afirmação: "A mente não pode estar cheia de Deus e de medo, ao mesmo tempo."
    - De que forma essa verdade pode afetar o modo como você passa seu tempo livre?
    - Que medidas práticas você pode tomar para disciplinar sua mente?

7. "Sua ansiedade diminui à medida que você passa a conhecer mais seu pai." Colocando essa ideia em prática, de que maneiras você pode buscar uma compreensão mais profunda de quem é Deus?
    - Que mudanças intencionais você pode fazer em sua agenda diária para assegurar que o caráter de Deus esteja em primeiro plano em seus pensamentos?
    - Como seu comportamento mudaria se você "[tivesse] a ousadia de acreditar que coisas boas acontecerão"?

8. Ouça este desafio hoje: "Você está angustiado, inquieto, não consegue dormir? Então, alegre-se na soberania do Senhor. Eu o desafio – ouso desafiá-lo a expor suas preocupações em uma hora de adoração. Suas preocupações derreterão como gelo na calçada em um dia de verão. A ansiedade passa à medida que a confiança aumenta."

Nesta semana, aceite o desafio de Max: exponha suas preocupações em uma hora de adoração.

MEDITAÇÃO

Oração de São Patrício

Hoje me levanto
Graças à força dos céus;

O FIM DA ANSIEDADE

Luz do sol,
Esplendor do fogo,
Velocidade do trovão,
Rapidez do vento,
Profundidade do mar,
Estabilidade da terra,
Firmeza da rocha.

Hoje me levanto
Graças à força de Deus para me orientar;
Seu poder para sustentar,
Sua sabedoria para me guiar.

Hoje me levanto
Graças à força poderosa
Do Senhor da criação.

Capítulo 3

ALEGREM-SE NA MISERICÓRDIA DO SENHOR

A culpa agita a alma. A graça, acalma.

ENFRENTE O CAOS

1. "Há uma culpa que se assenta na alma como um bloco de concreto e leva a pessoa a se sentir mal por estar viva. Há uma culpa que diz: 'Fiz algo ruim.' E então há uma culpa que conclui: 'Eu sou ruim.' Foi essa culpa profunda e sombria que senti. Vi-me cara a cara com uma versão de mim que nunca havia conhecido."

- Você consegue se identificar com essa culpa sombria e capaz de desorientar você, que acabamos de citar?
- Talvez sua culpa seja desencadeada por um evento do passado ou motivada por algo com que você luta diariamente para superar. Reserve alguns minutos para examinar e identificar as fontes mais profundas de culpa em sua vida.

2. Leia Gênesis 3 que relata como o pecado entrou no mundo. Ao ler a passagem, liste as emoções que Adão e Eva sentiram logo após desobedecerem.
- Quando os sentimentos negativos começaram?
- Como Adão e Eva passaram do pensamento negativo à prática do pecado?
- Observe como eles reagiram emocional e fisicamente.

3. "Listas de coisas que desencadeiam a ansiedade normalmente incluem agendas cheias, demandas irreais ou trânsito congestionado. Mas devemos ir mais fundo. Por trás da expressão nervosa no rosto da humanidade está uma culpa não resolvida."
- Você concorda com a declaração acima? Por quê?
- Essa afirmação se aplica a Adão e Eva?
- Algo mais profundo do que um trânsito congestionado e as exigências nos negócios pode ser a causa de sua ansiedade?
- Você atribuiria parte do que sente ao arrependimento ou à culpa? Por quê?

4. As páginas 37-38 listam as maneiras pelas quais tentamos processar nossa culpa e nosso fracasso. *Anestesiar, negar, minimizar, enterrar, punir, evitar, redirecionar, compensar* e *personificar* são as principais estratégias falsas descritas. Releia as descrições no capítulo 3.
- Durante momentos de grande ansiedade, a qual dessas falsas estratégias você se entrega na maioria das vezes?
- Veja suas respostas para a pergunta nº 1. Como você tenta processar as partes mais profundas de sua culpa?

5. Enfrentar nossa culpa é desagradável porque muitas vezes requer que revivamos experiências ou fases dolorosas da vida. Mas não tratar a culpa só serve para perpetuar o problema. "A culpa não resolvida irá transformar você em uma pessoa distraída, infeliz, cansada, irritada, estressada e inquieta."

- Examine sua culpa. Você se sente oprimido porque precisa pedir perdão a alguém? Estabeleça um plano. Dê um telefonema. Escreva um bilhete. Tire o peso de seu coração.
- Releia Salmos 32:3-4. Você consegue se identificar com essa passagem? Sua ansiedade e seu medo estão lhe causando sofrimento físico? Explique.
- É como se você estivesse sempre fugindo, sempre se escondendo?
- Se a resposta for sim, nesta semana, escolha alguém a quem possa confessar esses sentimentos. Partilhe esses segredos com alguém que seja digno de confiança. Quando dizemos algo em voz alta, muitas vezes isso perde parte do poder que tem sobre nossa mente.

ESCOLHA A CALMA

6. Então, para onde vamos a partir daqui? Uma vez que identificamos nossa culpa, como avançamos de forma saudável? Há uma boa notícia para quem consegue encarar o próprio caos:

"Feliz é o santo que está *ciente da gravidade do pecado* e, ao mesmo tempo, da *imensidão da graça*. O pecado não é diminuído, nem o é a capacidade de Deus de perdoá-lo. O santo vive na graça, não na culpa. Assim é a alma tranquila."

- Você acha que reconhecer a gravidade de seu pecado aumenta a grandiosidade e o poder da notícia de que você tem a graça à sua disposição? Por quê?
- Além disso, você pode identificar o papel da escolha na citação acima? Que papel você tem?

7. "Minha salvação não tem nada a ver com minhas obras, mas tudo a ver com a obra consumada de Cristo na cruz."

- Você acredita que isso seja verdade? Se sim, você vive como se isso fosse verdade? Como?
- Se você não acredita nisso, "estamos diante da fonte de sua ansiedade [...]. O que você fez pode ter sido mau, mas o seu Deus é bom. E ele irá perdoá-lo. Ele está pronto para escrever um novo capítulo em sua vida. Diga com Paulo: 'Esquecendo-me das coisas que ficaram para trás e avançando para as que estão adiante, prossigo para o alvo, a fim de ganhar o prêmio do chamado celestial de Deus em Cristo Jesus' (Filipenses 3:13-14)".
- Reserve alguns minutos para escrever uma oração pedindo a Deus para ajudá-lo a crer que a graça de Deus é verdadeiramente maior do que aquilo que você fez.

8. O capítulo 3 conclui com a história de um trapezista. Releia a história e a metáfora que Max desenvolve com base nela.
- O que o impede de confiar totalmente que Deus irá segurá-lo?
- Embora "praticar" a confiança possa não parecer natural, não deveria ser surpresa para nós o fato de isso exigir um esforço disciplinado. A Bíblia repetidas vezes se refere à jornada de fé com metáforas atléticas, sugerindo que é preciso dedicação e disciplina diária para treinar nossa mente e nosso coração. Quais são algumas práticas que você pode usar para disciplinar sua mente e seu coração a fim de entregar ao Senhor, todos os dias, a culpa que sente?

MEDITAÇÃO

Seu Pai nunca deixou ninguém cair. Ele não deixará você cair. Ele segura com firmeza, e suas mãos estão abertas. Como proclamou o apóstolo Paulo: 'O Senhor me livrará de toda *obra maligna* e me levará a salvo para o seu Reino celestial. A ele seja a glória para todo o sempre. Amém' (2Timóteo 4:18)."

Capítulo 4

ALEGREM-SE *SEMPRE* NO SENHOR

Deus usa todas as coisas para realizar sua vontade.

Leia Gênesis 39-40

ENFRENTE O CAOS

1. José se deparou com um contratempo após o outro. Mesmo antes de ter sofrido injustiça nas mãos da esposa de Potifar e negligência na prisão, foi vendido como escravo pelos próprios irmãos. Poucas pessoas foram mais "esquecidas".

- Você se sente esquecido? Em quais áreas de sua vida isso é mais doloroso?

- Como a ordem "Alegrem-se sempre no Senhor" (Filipenses 4:4) faz você se sentir? (Não há nenhum problema em ser honesto se ela irrita você ou se você se sente incompreendido diante dela!)

2. Max recapitula brevemente diferentes sistemas de crenças sobre como Deus interage com o mundo criado. "[Deus] sabe disso? Ele se importa? O deísmo diz que não. Deus criou o universo e depois o abandonou. O panteísmo diz que não. A criação não tem história nem propósito em si mesma; ela é apenas uma parte de Deus. O ateísmo diz que não. Não é de surpreender que a filosofia que rejeita a existência de um deus vá, por sua vez, rejeitar a possibilidade de um plano divino. O cristianismo, por outro lado, diz: 'Sim, existe um Deus. Sim, esse Deus está, pessoal e poderosamente, envolvido com sua criação.'" O modo como você vê a interação de Deus com a criação dele é essencial para seus sentimentos em relação a ele em circunstâncias difíceis.
- Como você descreveria a interação de Deus com a criação?
- Em que você se baseia?

3. "Ele é antes de todas as coisas, e nele tudo subsiste" (Colossenses 1:17). Se ele recuasse, a criação entraria em colapso. A resignação divina resultaria em nossa evaporação. "Pois nele vivemos, nos movemos e existimos" (Atos 17:28).
- Leia Colossenses 1 e Atos 17.
- Como essas passagens determinam sua teologia acerca da participação de Deus em nossa vida cotidiana?

4. Pelo que lemos sobre José, ele pareceu ser repetidamente fiel a despeito das circunstâncias difíceis que sempre o acompanharam.
- Por que você acha que Deus permitiu que José sofresse rejeição, injustiça e perda, não só uma vez, mas repetidas vezes?
- Você já respondeu como José e, não obstante, foi como se Deus permitisse tanta dor a ponto de nenhum bem poder resultar dela? Se sim, como isso moldou sua visão do caráter de Deus?

QUESTÕES PARA REFLEXÃO

- Você acha que merece uma recompensa por permanecer fiel? Deus lhe deve algo por causa de sua perseverança? Por quê? (Seja honesto consigo mesmo.)

5. Pense em sua vida e na vida de outros cristãos que você conhece. Algum bem resulta de circunstâncias terríveis?
- Pense em uma dessas circunstâncias e faça uma lista de qualquer que tenha sido a luz proveniente da escuridão da situação.
- Como você concilia as tragédias de uma notícia com sua compreensão de um Deus amoroso?

ESCOLHA A CALMA

6. A capacidade de "alegrar-se sempre" *deve* vir de algo externo à nossa esfera de experiência. A vida é muito difícil e muito dolorosa para dar a uma pessoa momentos passageiros de alegria suficientes que sustentem a capacidade de *alegrar-se sempre*. Se José tivesse decidido se alegrar sempre com base em suas breves experiências de alegria, esta nunca teria durado.
- Tem tudo a ver com perspectiva. Você está depositando uma dose excessiva de afeição, identidade e propósito em algo que pode perder?
- Se você crê em Jesus e é considerado um filho de Deus, esta vida é muito pequena em comparação com a eternidade. Como você pode voltar a concentrar sua atenção no que está por vir e direcionar afeição, identidade e propósito para isso?
- O conceito de uma eternidade sem dor, sem sofrimento e sem perda lhe dá consolo para esta vida e para o que quer que você esteja enfrentando aqui e agora? Esse futuro que lhe foi prometido cria um pouco de alegria em sua alma? Por quê?

7. Volte para a pergunta nº 1. Tendo em mente as coisas que fazem com que você se sinta esquecido, leia estas escrituras:
Isaías 49:15-16
Isaías 53

- Se Deus se dispôs a dar o próprio Filho para morrer em nosso favor, você realmente acredita que ele se esqueceu de você? Se Jesus se dispôs a suportar por você todas as aflições conhecidas pela humanidade, você realmente acredita que passa por provações (por mais terríveis que possam ser) porque ele não o ama?
- Às vezes, a tragédia não faz sentido. Talvez tenhamos de esperar pela eternidade para sabermos a resposta para a pergunta *"por quê"*. Mas sabemos que ele nos ama e nos gravou nas palmas de suas mãos. Reserve alguns minutos para meditar nessa verdade.

8. Alegrar-se nem sempre é como imaginamos. Não é preciso um rosto sorridente e uma personalidade otimista.
- Leia 2Coríntios 6:4-10.
- Escreva com suas palavras o que significa alegrar-se sempre.

9. Cada dia apresenta uma oportunidade para escolher. A história de José nos ensina que temos uma escolha. Podemos usar nossa mágoa ou nossa esperança. Podemos nos abastecer de nossa desgraça ou nos revestir da providência de Deus. Podemos nos render ao caos da vida ou nos inclinar para o plano perfeito de Deus. E podemos crer nesta promessa: "Deus age em todas as coisas para o bem daqueles que o amam, dos que foram chamados de acordo com o seu propósito" (Romanos 8:28).
- Como você pode ter por princípio escolher a esperança? Do que você precisa para se render a isso?
- Quando a ansiedade vier, pelo que você escolherá se alegrar?

MEDITAÇÃO

Aflição e paz

Se paz a mais doce me deres gozar,
Se dor a mais forte sofrer;

QUESTÕES PARA REFLEXÃO

Oh! Seja o que for tu me fazes saber
Que feliz com Jesus sempre sou!

Embora me assalte o cruel Satanás,
E ataque com vis tentações;
Oh! Certo eu estou apesar de aflições,
Que feliz eu serei com Jesus!

Meu triste pecado, por meu Salvador,
Foi pago de um modo cabal!
Valeu-me o Senhor! Oh, mercê sem igual!
Sou feliz, graças dou a Jesus!

A vinda eu anseio do meu Salvador,
Em breve virá me levar;
Ao céu onde vou para sempre morar,
Com remidos na luz do Senhor!

Sou feliz com Jesus,
Sou feliz com Jesus, meu Senhor!

Capítulo 5

CALMA CONTAGIANTE

A ansiedade não se faz necessária, pois Deus está por perto.

ENFRENTE O CAOS

1. Considere esta afirmação: "Você será tentado a apertar o botão e tirar a mão, não de ogivas nucleares, mas de explosões de raiva, de um surto de acusações, de uma retaliação violenta de palavras dolorosas. A ansiedade incontrolada libera um míssil que pode provocar a destruição de uma cidade. Quantas pessoas foram feridas como consequência de um estresse descontrolado?"

- Como você reage ao inesperado?
- As pessoas próximas a você o descreveriam como alguém "experiente e maduro"? Por quê?
- O que o faz reagir ou responder de maneira descontrolada?
- Você acha que é capaz de controlar suas reações instintivas em momentos que só o fazem cair em um poço sem fundo? Se sim, o que o ajuda a fazer isso?

— 147 —

2. Você conhece pessoas que são conhecidas por serem calmas?
   - Como essas pessoas o fazem se sentir?
   - Você gosta de estar perto delas?
   - Como outras pessoas reagem a elas ou interagem com elas?
   - Que outras qualidades e traços de caráter elas têm que brotam dessa calma contagiante?
   - Pense em uma ocasião em que você testemunhou uma situação estressante que foi resolvida porque uma pessoa reagiu com calma.

3. Leia nos quatro evangelhos a história em que Jesus alimenta as 5 mil pessoas (Mateus 14:13-21; Marcos 6:30-44; Lucas 9:10-17; João 6:1-15).
   - Observe a reação visceral dos discípulos em cada relato. Como eles responderam?
   - Ponha-se no lugar deles. Imagine cinquenta pessoas aparecendo inesperadamente para jantar em sua casa. Não pense no que você *faria*, mas em como *reagiria*. Explique.

4. A ansiedade aumenta quando notamos que estamos perdendo o controle da situação. Essa sensação se intensifica ao percebermos que tudo depende de nós ou que somos os únicos que podem resolver o problema. Consequentemente, a ansiedade se intensifica quando nos sentimos sozinhos.
   - Quando você se sente mais sozinho?
   - É uma situação, pessoa, experiência ou fase da vida que faz com que você se sinta sozinho?
   - Você recorre a alguém quando se sente sozinho?
   - Essa pessoa já o decepcionou? Ou pior, essa pessoa já aumentou sua solidão?

ESCOLHA A CALMA

5. Quando outras pessoas nos decepcionaram, a amizade do Senhor se torna mais doce. Leia Salmos 25:14.

QUESTÕES PARA REFLEXÃO

- Você tem *amizade* com o Senhor?
- Como a perspectiva de ter o Senhor como um amigo fiel que o convida no início da manhã para uma longa caminhada ou uma conversa durante o café da manhã poderia moldar a maneira como você vê sua situação no momento?
- Reserve alguns minutos nesta semana para se encontrar com o Senhor como amigo. Descanse, sabendo que ele vê e sente tudo ao seu lado mais do que qualquer outra pessoa em sua vida.

6. Sentir-se verdadeiramente conhecido e compreendido por outro ser humano é raro; na verdade, é um luxo, não um direito de nascença.
- Leia o Salmo 139 e liste as formas pelas quais o texto afirma que Deus o conhece.
- Com base nessa passagem, há algo que ele não entende sobre você? Como saber disso afeta suas orações?

Em nossos momentos de maior solidão, aquele que formou "o íntimo do [nosso] ser e [nos teceu] no ventre" nos oferece uma amizade, uma proximidade diferente de qualquer outra. Deus criou o íntimo e a aparência de nosso ser. Ele nos conhece emocional, física e mentalmente melhor do que qualquer outra pessoa.

7. Leia esta definição de calma: "O justo jamais será abalado; para sempre se lembrarão dele. Não temerá más notícias; seu coração está firme, confiante no SENHOR. O seu coração está seguro" (Salmos 112:6-8).
- De acordo com esse versículo, de onde vem a segurança?
- Peça ao Senhor que lhe dê mais confiança na proximidade da presença dele hoje.

MEDITAÇÃO

Na maior declaração de comunhão, Deus chamou a si mesmo de Emanuel, que significa "Deus conosco". Ele se fez carne. Fez-se pecado. Derrotou o túmulo. Ele ainda está conosco. Na forma de seu Espírito, ele conforta, ensina e convence. Não pense que Deus está observando a distância. Evite a areia movediça com a placa: "Deus abandonou você!" Não se entregue a essa mentira. Se fizer isso, seu problema será intensificado por um sentimento de solidão. Uma coisa é enfrentar um desafio, mas enfrentá-lo sozinho? O isolamento cria um ciclo descendente de preocupação. Em vez disso, escolha ser a pessoa que agarra a presença de Deus com ambas as mãos. "O SENHOR está comigo, não temerei. O que me podem fazer os homens?" (Salmos 118:6).

Capítulo 6

ORAÇÃO, NÃO DESESPERO

A paz vem quando as pessoas oram.

ENFRENTE O CAOS

1. Examine sua atitude em relação à oração. Talvez você já seja cristão há muito tempo, e a oração tenha se tornado algo banal. Talvez você seja um novo convertido e esteja deslumbrado com essa interação que inspira reverência e respeito.

- Você está cansado, confuso ou apático ou tem entusiasmo quando o assunto é oração?
- Tente descrever sua vida de oração em uma frase.

2. Leia a parábola de contraste em Lucas 18:1-8 citada no início do capítulo 6.

- Releia os versículos e escreva as diferenças entre você e a viúva em uma coluna e as diferenças entre Deus e o juiz em outra.

- O que você acha que ela diz sobre a natureza da oração a ponto de Jesus saber que precisaríamos de uma história que nos inspirasse a orar sempre e nunca desistir?
- Qual é a característica ou postura que predomina nessa parábola? Que atributo de uma vida de oração é mais enfatizado?

3. A parábola termina com a pergunta: "Contudo, quando o Filho do homem vier, encontrará fé na terra?"
- O que isso implica?
- Como você responderia a essa pergunta?

4. "Deus não demora. Ele nunca o deixa na espera nem lhe diz para telefonar novamente mais tarde. Deus ama o som de sua voz. Sempre. Ele não se esconde quando você telefona, mas ouve suas orações."
- Você tem dificuldade para acreditar que Deus deseja ouvir suas orações? Por quê?
- Existe uma experiência ou situação que tenha influenciado profundamente essa opinião? Explique.
- Se você tivesse certeza de que Deus estava ouvindo suas orações, como sua vida de oração mudaria?

5. Leia a parte final de Lucas 18, os versículos 35-43. Como é característico das curas de Jesus, ele diz ao cego: "A sua fé o curou."
- Como a fé do cego é evidente nessa interação? Observe com cuidado as palavras usadas nessa passagem.
- Observe também a multidão na história. Qual é a reação das pessoas diante da cura? Qual é a reação delas após a cura?
- Você já se sentiu sozinho em sua crença no poder da oração?
- A opinião das pessoas influencia sua crença no poder da oração?
- O que essa história poderia dizer sobre o efeito que sua vida de oração pode ter sobre aqueles ao seu redor?

QUESTÕES PARA REFLEXÃO

ESCOLHA A CALMA

6. Max observa os benefícios de uma oração *específica* no capítulo 6. A oração específica é "uma oração séria" e "uma oportunidade para vermos Deus em ação", e ela "produz um fardo mais leve".

- Considere suas ansiedades. Você as apresenta especificamente a Deus em oração?
- Se sim, como? Se não, como poderia fazer isso?

7. A oração exige disciplina e dedicação. É necessário esforço para conseguir o tempo e é preciso que seja um tempo consistente. Se não acreditamos que Deus está nos ouvindo ou que ele cuida de nós, nossa determinação para orar logo esmorecerá.

> Portanto, humilhem-se debaixo da poderosa mão de Deus, para que ele os exalte no tempo devido. Lancem sobre ele toda a sua ansiedade, porque ele tem cuidado de vocês. (1Pedro 5:6-7)

- De acordo com esses versículos, por que você deveria entregar as causas de sua ansiedade a Deus?
- Essa é uma razão bastante boa para investir esforços na oração?
- Observe que esse versículo não lhe pede para esquecer nem deixar de lado as coisas que lhe dão ansiedade. Deus reconhece que suas lutas são reais. Em vez de deixá-las de lado, você deve colocá-las literalmente *em* Deus. O Senhor pede que você se desfaça do fardo que carrega e o entregue para ele. Como essa imagem pode guiá-lo no modo como você ora?
- Estipule uma hora a cada dia em que você poderá escrever em um papel as coisas que o fazem ficar ansioso. Dobre o papel e guarde-o em um lugar (uma cesta, uma gaveta etc). Quando começar a ter ansiedade, lembre-se de que você colocou seus fardos do dia em Deus.

8. Em sua leitura bíblica, encontre três promessas que Deus tem para você. Creia que Deus cumprirá o que prometeu e peça-lhe para fazer em sua vida aquilo que ele já disse que faria.

MEDITAÇÃO

Venham a mim, todos os que estão cansados e sobrecarregados, e eu lhes darei descanso. Tomem sobre vocês o meu jugo e aprendam de mim, pois sou manso e humilde de coração, e vocês encontrarão descanso para as suas almas. Pois o meu jugo é suave e o meu fardo é leve. (Mateus 11:28-30)

Capítulo 7

GRANDE GRATIDÃO

*O contentamento que tem Cristo como
fundamento transforma-nos em pessoas fortes.*

ENFRENTE O CAOS

1. Pense nisto: "A vida boa parece sempre estar a um *quem dera* de distância? A uma compra de distância? A uma promoção de distância? A uma eleição, transição ou romance de distância?"

- Qual *quem dera* o tem distraído ultimamente? Às vezes, as coisas que desejamos são boas, mas nossa obsessão por tê-las passa a ser algo que nos consome. Coisas boas se transformam em coisas ruins quando se tornam as mais importantes.
- Seu *quem dera* é algo bom por si só? Se sim, sua dedicação a ele é perigosa?

2. Que práticas você estipulou para ir atrás de seu *quem dera*?

- Essas práticas são saudáveis?
- Por quê?

3. Reserve alguns minutos para dar uma olhada em sua agenda do mês passado. Em seguida, dedique alguns minutos à leitura de seu diário ou, se não tiver um diário, preste atenção no que o distrai ao longo do dia.
- Como você passou a maior parte do tempo?
- Como você investe sua energia mental?
- Você nota um padrão? Existem certos afazeres que normalmente ocupam seu tempo, seus pensamentos e seus recursos? O que isso diz sobre sua ideia de onde encontrar a "boa vida"?

4. Você se identifica com esta descrição: "Você tem pressa para atravessar o rio [Quem Dera] e está preocupado porque acha que nunca irá fazê-lo"?
- Você tem um plano para sua vida e tem medo de que ele nunca seja concretizado?
- Se esse sonho nunca se realizasse, você ainda encontraria valor na vida? Por quê?

ESCOLHA A CALMA

5. O capítulo 7 fala sobre duas listas: a lista do *quem dera* e a lista do *já*. Você descreveu os itens da primeira na pergunta nº 1. Reserve alguns minutos agora para escrever os itens do *já*.
- Quais são algumas das coisas pelas quais você é grato?
- Quais são algumas das coisas que você recebeu e que pensou que nunca poderiam acontecer?

6. Leia Filipenses 4:11-13. "O uso que Paulo faz do termo *segredo* é curioso. Ele não diz: 'Aprendi o *princípio*.' Ou: 'Aprendi o *conceito*.' Em vez disso, 'aprendi o *segredo* de viver contente.'"
- Por que você acha que é tão difícil viver contente?

QUESTÕES PARA REFLEXÃO

- Você acha que é possível encontrar o que Paulo encontrou: o contentamento, haja o que houver?

7. O contentamento circunstancial parece fatigante e produz ansiedade.
    - Se você mantivesse o foco em dádivas que você já tem e que não pode perder, como sua atitude poderia mudar?
    - Como seus relacionamentos mudariam?

MEDITAÇÃO

"Morte, fracasso, traição, doença e desapontamento não podem levar nossa alegria, porque não podem levar nosso Jesus. O que você tem em Cristo é maior do que qualquer coisa que você não tem na vida. Você tem Deus, que é louco por você, e as forças do céu para monitorá-lo e protegê-lo. Você tem a presença viva de Jesus dentro de você. Em Cristo, você tem tudo."

Capítulo 8

A PAZ DE DEUS, SUA PAZ

É possível que você esteja enfrentando a tempestade perfeita, mas Jesus oferece a paz perfeita.

ENFRENTE O CAOS

1. Você já passou por uma fase da qual teve a impressão de que nunca conseguiria sair dela vivo?
   - Você está passando por essa fase agora?
   - Como essa fase foi ou é diferente de outras circunstâncias em sua vida?

2. Flannery O'Connor, escritora do sul dos Estados Unidos que viveu nos anos 1900, escreveu: "Toda natureza humana resiste vigorosamente à graça, porque a graça nos transforma, e a mudança é dolorosa." Experiências dolorosas são muitas vezes intensificadas pelo fato de que mudam ou perturbam a vida como a conhecemos e deixam em nós cicatrizes de mudança.

- A fase mais difícil de sua vida o transformou? Se sim, em que sentido?
- Se está passando pela tempestade "perfeita" agora, você sente que está mudando, positiva ou negativamente? Explique.
- Você consegue ver essas mudanças como uma forma de graça? Por quê?

3. Às vezes, nossas ações provocam as tempestades da vida e, em outras, as tempestades parecem arbitrárias e esporádicas.
- Há algo que você precisa confessar antes de se apegar à graça de Deus nessa tempestade?
- Parte do que você está experimentando é consequência de não dar ouvidos às advertências de Deus?
- Ou, se sua fase de provação parece arbitrária, algo o está impedindo de aceitar a paz que Deus deseja oferecer?

4. Tempos de desespero e ansiedade não são tempestades de uma noite; podem durar anos. A tragédia não segue as regras de conveniência. Seguem duas linhas do famoso hino "Castelo Forte":

Castelo forte é nosso Deus, espada e bom escudo,
Com seu poder defende os seus, em todo transe agudo.

Martinho Lutero (o autor deste hino), Paulo, Daniel e inúmeros outros sabiam que a única maneira de sobreviver a uma "tempestade perfeita" ou uma fase que lança contra você mudanças vindas de todas as direções, é tendo um bom escudo.

- Qual é seu escudo? Você tem algo em que se segurar durante essa fase de mudança e insegurança em que mal consegue se reconhecer?
- Existem certos pilares aos quais você recorreu no passado que desmoronaram sob seu peso?

QUESTÕES PARA REFLEXÃO

ESCOLHA A CALMA

5. Os seguidores de Jesus sabem que ele é o bom escudo, mas, ainda mais especificamente, a paz de Deus é um bom escudo. Ela é estável e segura; é uma promessa para os que creem nele.
- Como poderia ser a paz de Deus em sua situação?
- Você já a experimentou? Se não, o que acha que o impede de sentir essa paz?
- Se não a experimentou, você ainda acredita que a paz de Deus existe?

6. Pedir e não receber pode dar a ideia de rejeição, e a rejeição por cima de uma experiência trágica pode parecer insuportável. Você se identifica com alguma dessas perguntas?

> Suas orações se depararam com um céu silencioso?
> Você orou e não ouviu nada?
> Você está se debatendo na terra entre uma oração oferecida e uma oração respondida?
> Você sente a pressão do pilão de Satanás?

Se sim, você está disposto a continuar a buscar respostas em Cristo? Considere as opções. Existe outra maneira que pareça mais otimista?

7. Leia Isaías 40:31.
- O que poderia significar esperar no Senhor em sua situação?
- Se a espera renovasse suas forças, ela valeria a pena?

8. Nesse capítulo, Max recomenda: "Lidere com adoração. Busque primeiro ao seu Pai em oração e louvor. Confesse a ele seus medos. Reúna-se com o povo de Deus. Volte seu rosto na direção de Deus. Jejue. Clame por ajuda. Admita sua fraqueza. Então, uma vez que Deus se move, você se moverá também. Espere para ver o Deus eterno lutar por você. Ele está perto, tão perto quanto o ar que você respira."

- Liste os itens práticos desta citação.
- Você está esperando que Deus se mova, mas não lhe pede que faça isso?
- Você está se afogando na depressão sem clamar a ele por socorro?
- Como você pode esperar mais de Deus em sua situação?
- Do que você precisa para confiar que ele é dono de cada segundo de sua vida?
- Releia o capítulo 8, observando cada exemplo ou história de como Deus conteve a tempestade. Você acha que os personagens dessas histórias estavam convictos de que elas acabariam como acabaram?

Tenha como objetivo lembrar-se de uma história diferente desse capítulo todos os dias desta semana.

MEDITAÇÃO

Quando você tem Cristo, você tem tudo; mas você também perde tudo quando o perde. *Permaneça com Cristo*, ainda que seus olhos não o vejam e sua razão não o compreenda.

Martinho Lutero

Capítulo 9

PENSEM NO QUE VOCÊS PENSAM

Seu problema não é um problema em si, mas o modo como você o vê.

ENFRENTE O CAOS

1. Considere esta declaração: "Você não escolheu seu local nem data de nascimento. Você não escolheu seus pais nem seus irmãos. Você não determina o tempo nem a quantidade de sal no oceano. Há muitas coisas na vida sobre as quais você não tem escolha, mas a maior atividade da vida está dentro de seu domínio. Você pode escolher aquilo em que pensa."
- Você acha difícil controlar seus pensamentos?
- Descreva uma experiência em que sentiu que tinha controle sobre seus pensamentos.

2. Você deixa sua mente divagar?

- Para onde vai sua mente quando você não a conduz?
- Como você se sente depois?

3. Somos bombardeados todos os dias por informações que lutam por espaço em nosso cérebro. (Os vendedores são bons no que fazem!) Celulares, mídias sociais e propagandas nos inundam constantemente de conteúdos de todos os tipos.
- A que coisas você sucumbe mesmo sabendo que deveria ficar longe delas e manter sua mente focada na verdade? Elabore uma lista com elas.
- Por que você faz essas escolhas?
- O que você percebe em relação às suas circunstâncias ou a seu estado físico quando está mais suscetível a baixar a guarda de sua mente?

4. Você concorda com esta declaração: "Seu desafio não é seu desafio propriamente dito. Seu desafio é o modo como você pensa em seu desafio. Seu problema não é seu problema em si; é o modo como você olha para ele"?
- Por quê?
- Complete os espaços em branco: Meu problema não é _____; é o(a) _____ em que foco minha mente.

ESCOLHA A CALMA

5. Releia Filipenses 4:8-9 e anote os atributos que Paulo nos encoraja a ter em foco. Observe especialmente o primeiro atributo que Paulo menciona.
- A fonte de sua ansiedade é *verdadeira*?
- Ela se tornou real ou é algo que *pode* acontecer?
- Se não aconteceu, não se concentre nela!

6. Por outro lado, se a fonte de sua ansiedade for real, faça uma lista de outras *verdades* que são boas. Essas coisas são tão verdadeiras quanto a montanha que você tem à sua frente.
- Que lista terá prioridade em sua mente?

- Como você acha que o Espírito Santo desempenha um papel no sentido de ajudá-lo a fazer isso?

7. A quem você recorre quando recebe uma má notícia? Liste, pelo menos, três pessoas.
- Em que lugar Deus aparece em sua lista?
- O que a posição de Deus nessa lista diz sobre sua fé na capacidade que ele tem de resolver seus problemas ou no desejo divino de ouvir suas orações?

8. Leia os Salmos 8 e 121.
- Alguma coisa a respeito de Deus o impressiona nessas passagens?
- Muitas vezes, a visão que temos de nossos problemas se revela maior do que a visão que temos de Deus. Como você pode começar o dia de um modo que coloque a fonte de sua ansiedade na perspectiva adequada em relação ao poder magnânimo de Deus?

9. Reserve alguns minutos para enumerar os pensamentos ansiosos de hoje em tópicos e apresente cada um deles diante do Senhor com esta oração: "Jesus, este pensamento negativo e ansioso acabou de aparecer na minha cabeça. Ele vem do Senhor?" Peça a Jesus para levar embora os pensamentos que não vêm dele.

MEDITAÇÃO

Ó Deus, clamo a ti de manhã bem cedo.
Ajuda-me a orar e a concentrar meus pensamentos em ti,
 pois não posso fazer isso sozinho.
Em mim há trevas, mas contigo há luz.
Estou só, mas tu não me abandonas.
Minha coragem me frustra, mas contigo há ajuda.
Não tenho descanso, mas contigo há paz.
Em mim há amargura, mas contigo há paciência.

O FIM DA ANSIEDADE

Não compreendo teus caminhos, mas conheces o caminho que traçaste para mim.
Pai celestial, louvor e graças sejam a ti por esta noite.

Dietrich Bonhoeffer,
oração escrita na prisão de Tegel, em Berlim

Capítulo 10

APEGUEM-SE A CRISTO

Damos frutos quando nos concentramos em Deus.

ENFRENTE O CAOS

1. Nossa cultura é caracterizada por uma mentalidade de desempenho. O foco está em resultados: em nosso trabalho, em nossa carreira atlética, em nossos passatempos. Queremos saber para que determinada atividade pode ser usada ou o que ela produz.
   - Você vê a vida com Jesus dessa forma? Como?
   - Você por vezes sente que seguir Jesus é como se fosse outro fardo? Por quê?

2. Depois de ler o capítulo 10, qual *deveria* ser sua abordagem sobre a vida de caminhada com Jesus?

3. Embora seja importante superar a ansiedade, esse capítulo menciona outro objetivo: o que fala com nosso propósito aqui neste mundo, um lembrete da situação como um todo. Você prestou atenção nisso? Dica: Leia João 15:8. Às vezes, precisamos organizar nossa lista de afazeres espirituais.
- Leia Lucas 10:39-42 e, especificamente, veja o que Jesus diz para Marta.
- O que Jesus deseja ver em nós?
- Combinando João 15 e Lucas 10, defina o objetivo central de sua vida.
- Saber que Jesus tem um foco singular quando olha para seu coração alivia sua ansiedade?

ESCOLHA A CALMA

4. Filipenses 4 contém várias ordenanças: "Não andem ansiosos por coisa alguma", "com ação de graças, apresentem seus pedidos a Deus", "alegrem-se sempre no Senhor" e assim por diante. É provável que você queira se alegrar, não ficar ansioso e mostrar gratidão. Tudo isso é maravilhoso, mas talvez você esteja cansado. Dor, perda, sofrimento e ansiedade podem tê-lo desgastado, e a ideia de reunir forças suficientes para viver livre de ansiedade não é simplesmente algo que você pode aceitar.

O capítulo 10 é um oásis no deserto. Em vez de responder a mais perguntas, no restante desta seção, considere as seguintes citações e versículos bíblicos. Escreva suas reações a eles. Deixe que o inundem e renovem suas forças. Use essas passagens como prática para permanecer em Cristo.

> Você se cansa da falta de tranquilidade. Você está pronto para acabar com as noites de insônia. Você anseia por não andar "ansioso por coisa alguma". Você anseia pelos frutos do Espírito. Mas como você dá esses frutos? Trabalha com mais afinco? Não, você permanece firme. Nossa tarefa não é sermos férteis, mas sim fiéis. O segredo para dar frutos e viver sem ansiedade tem menos a ver com fazer e mais a ver com permanecer.

> Permaneçam em mim, e eu permanecerei em vocês. Nenhum ramo pode dar fruto por si mesmo, se não permanecer na videira. Vocês também não podem dar fruto, se não permanecerem em mim [...] Se alguém permanecer em mim e eu nele, esse dará muito fruto [...] Se alguém não permanecer em mim, será como o ramo que é jogado fora e seca [...] Se vocês permanecerem em mim, e as minhas palavras permanecerem em vocês, pedirão o que quiserem, e lhes será concedido [...] permaneçam no meu amor [...] permanecerão no meu amor, assim como tenho obedecido aos mandamentos de meu Pai e em seu amor permaneço. (João 15:4-10)

"Venha, viva em mim!", convida Jesus. "Faça de minha casa a sua casa."

Quando um pai conduz o filho de quatro anos por uma rua movimentada, ele o segura pela mão e diz: "Não solte a minha mão." Ele não diz: "Memorize o mapa" ou "Corra o risco de atravessar a rua no meio dos carros" ou "Vamos ver se você consegue achar o caminho de casa." O bom pai dá à criança uma responsabilidade: "Não solte a minha mão".

Deus faz o mesmo conosco. Não se sobrecarregue com listas. Não aumente sua ansiedade com o medo de não as cumprir. Seu objetivo não é saber todos os detalhes do futuro. Seu objetivo é segurar a mão daquele que o segura e nunca soltá-la.

> Portanto eu lhes digo: Não se preocupem com sua própria vida, quanto ao que comer ou beber; nem com seu próprio corpo, quanto ao que vestir. Não é a vida mais importante que a comida, e o corpo mais importante que a roupa? Observem as aves do céu: não semeiam nem colhem nem armazenam em celeiros; contudo, o Pai celestial as alimenta. Não têm vocês muito mais valor do que elas? Quem de vocês, por mais que se preocupe, pode acrescentar uma hora que seja à sua vida?
> Por que vocês se preocupam com roupas? Vejam como crescem os lírios do campo. Eles não trabalham nem tecem. Con-

tudo, eu lhes digo que nem Salomão, em todo o seu esplendor, vestiu-se como um deles. Se Deus veste assim a erva do campo, que hoje existe e amanhã é lançada ao fogo, não vestirá muito mais a vocês, homens de pequena fé?
Portanto, não se preocupem, dizendo: 'Que vamos comer?' ou 'Que vamos beber?' ou 'Que vamos vestir?' Pois os pagãos é que correm atrás dessas coisas; mas o Pai celestial sabe que vocês precisam delas. Busquem, pois, em primeiro lugar o Reino de Deus e a sua justiça, e todas essas coisas lhes serão acrescentadas. Portanto, não se preocupem com o amanhã, pois o amanhã trará as suas próprias preocupações. Basta a cada dia o seu próprio mal." (Mateus 6:25-29)

MEDITAÇÃO

Como o Pai me amou, assim eu os amei; permaneçam no meu amor. Se vocês obedecerem aos meus mandamentos, permanecerão no meu amor, assim como tenho obedecido aos mandamentos de meu Pai e em seu amor permaneço. Tenho lhes dito estas palavras para que a minha alegria esteja em vocês e a alegria de vocês seja completa. (João 15:9-11)

Capítulo 11

C.A.L.M.

Escolha a árvore da tranquilidade em lugar da árvore da ansiedade.

ENFRENTE O CAOS

1. Como a luta contra a ansiedade moldou sua forma de ver a si mesmo? No capítulo 11, Max pergunta: "O que significa toda essa ansiedade?" Como você responderia?

2. Antes de ler este capítulo, você já considerou que Jesus lutou contra a ansiedade? Leia Lucas 22 e observe como Jesus passou por seus momentos de maior ansiedade neste mundo.
   - Como isso muda sua perspectiva de sua própria luta?
   - Como isso muda sua perspectiva do modo como Deus vê sua luta pessoal contra a ansiedade ou a depressão?

3. Embora estivesse intimamente familiarizado com a ansiedade, Jesus nunca deixou que ela influenciasse seu propósito. Ele a reconheceu e a apresentou diante de seu Pai (Lucas 22:42), mas escolheu suas ações com base na vontade e na lógica predeterminadas. Por isso, ele foi para o Calvário mesmo assim.

- Pense na semana que passou. Que decisões (grandes ou pequenas) você tomou com base em sua ansiedade? Quando você deixou que o medo fizesse uma escolha por você? Seja específico.
- Como os resultados dessas situações poderiam ter sido diferentes se você tivesse reconhecido seus pensamentos ansiosos sem lhes ter dado poder sobre suas ações?

4. Você realmente acredita que a ansiedade pode fazer parte de sua vida sem dominá-la?
- Por quê?
- No momento atual, como você lida com a ansiedade quando ela aparece?

ESCOLHA A CALMA

5. "Alegrem-se sempre no Senhor. Novamente direi: Alegrem-se!" Paulo encoraja-nos a *celebrar a bondade de Deus*.
- O que você tem para celebrar hoje?
- O que você vê à sua volta que é amável ou digno de louvor?
- Qual é a consequência da "árvore da decisão" que consiste em alegrar-se?

6. "Não andem ansiosos por coisa alguma, mas em tudo, pela oração e súplicas, e com ação de graças, apresentem seus pedidos a Deus." Paulo encoraja-nos a *pedir ajuda a Deus* e a *deixar nossas preocupações nas mãos de Deus*.
- Para que você quer a ajuda de Deus hoje? Ele deseja que você compartilhe *tudo* o que estiver em seu coração. Nada é pequeno ou grande demais para ele.

QUESTÕES PARA REFLEXÃO

- O que você precisa deixar (completa, não parcialmente!) aos pés de Jesus hoje?
- Qual é a consequência de pedir ajuda e deixar suas preocupações onde elas devem ficar?

7. "Finalmente, irmãos, tudo o que for verdadeiro, tudo o que for nobre, tudo o que for correto, tudo o que for puro, tudo o que for amável, tudo o que for de boa fama, se houver algo de excelente ou digno de louvor, pensem nessas coisas." Paulo encoraja-nos a *meditar em coisas boas*.

- O que você precisa remover de sua vida para manter o foco nas coisas boas? Que práticas você pode implementar que o fazem se lembrar diariamente do que é verdadeiro, bom e belo?
- Qual é a consequência de meditar nas coisas boas nessa passagem?

8. *O fim da ansiedade* termina com esta afirmação: "Um novo dia espera por você, meu amigo. Um novo tempo em que você se preocupará menos e confiará mais. Um tempo com menos medo e mais fé. Você pode imaginar uma vida sem andar ansioso por coisa alguma? Deus pode. E, com a ajuda dele, você irá experimentá-la."

A seguir, está a resolução que Max escreveu. Reserve alguns minutos para escrever a sua – um compromisso consigo mesmo de que você também aprenderá a viver no presente e a ver cada dia com um senso renovado do amor de Deus por você e da profunda preocupação que ele tem com as tempestades que você atravessa nesta vida.

MEDITAÇÃO

Hoje, vou viver o hoje.
Ontem passou.
Amanhã ainda está por vir.
Resta-me o hoje.
Então, hoje, vou viver o hoje.
Reviver o ontem? Não.

O FIM DA ANSIEDADE

Vou aprender com ele.
Vou buscar misericórdia para ele.
Vou me alegrar nele.
Mas não vou viver nele.
O sol se pôs ontem.
O sol ainda está para nascer amanhã.
Preocupar-se com o futuro? De que adianta?
Ele merece só uma olhadinha, nada mais.
Só amanhã posso mudar o amanhã.
Hoje, vou viver o hoje.
Vou enfrentar os desafios de hoje com a força de hoje.
Vou dançar a música de hoje com a música de hoje.
Vou celebrar as oportunidades de hoje com a esperança de hoje.
Hoje.

ESCRITURAS

CAPÍTULO 1
MENOS IRRITAÇÃO, MAIS FÉ

Não se irrite: isso só leva ao mal. (Salmos 37:8)

Não andem ansiosos por coisa alguma. (Filipenses 4:6)

Tenham cuidado para não sobrecarregar o coração de vocês de [...] ansiedades da vida. (Lucas 21:34)

Alegrem-se sempre no Senhor. Novamente direi: Alegrem-se! Seja a amabilidade de vocês conhecida por todos. Perto está o Senhor. Não andem ansiosos por coisa alguma, mas em tudo, pela oração e súplicas, e com ação de graças, apresentem seus pedidos a Deus. E a paz de Deus, que excede todo o entendimento, guardará o coração e a mente de vocês em Cristo Jesus. Finalmente, irmãos, tudo o que for verdadeiro, tudo o que for nobre, tudo o que for correto, tudo o que for puro, tudo o que for amável, tudo o que for de boa fama, se houver algo de excelente ou digno de louvor, pensem nessas coisas. (Filipenses 4:4-8)

CAPÍTULO 2
ALEGREM-SE NA SOBERANIA DO SENHOR

Que aconteceu com a alegria de vocês? Tenho certeza que, se fosse possível, vocês teriam arrancado os próprios olhos para dá-los a mim. (Gálatas 4:15)

É verdade que alguns pregam Cristo por inveja e rivalidade, mas outros o fazem de boa vontade. Estes o fazem por amor, sabendo que aqui me encontro para a defesa do evangelho. Aqueles pregam Cristo por ambição egoísta, sem sinceridade, pensando que me podem causar sofrimento enquanto estou preso. (Filipenses 1:15-17)

Alegrem-se sempre no Senhor. Novamente direi: Alegrem-se! (Filipenses 4:4)

Aquilo que me aconteceu tem, ao contrário, servido para o progresso do evangelho. Como resultado, tornou-se evidente a toda a guarda do palácio e a todos os demais que estou na prisão por causa de Cristo. (Filipenses 1:12-13)

O importante é que de qualquer forma, seja por motivos falsos ou verdadeiros, Cristo está sendo pregado, e por isso me alegro. (Filipenses 1:18)

Deus o exaltou à mais alta posição e lhe deu o nome que está acima de todo nome. (Filipenses 2:9)

É Deus quem efetua em vocês tanto o querer quanto o realizar, de acordo com a boa vontade dele. (Filipenses 2:13)

Não há sabedoria alguma, nem discernimento algum, nem plano algum que possa opor-se ao Senhor. (Provérbios 21:30)

"[Deus] age como lhe agrada com os exércitos dos céus e com os habitantes da terra. Ninguém é capaz de resistir à sua mão ou dizer-lhe: "O que fizeste?" (Daniel 4:35)

[Deus sustenta] todas as coisas. (Hebreus 1:3)
[Deus pode assobiar] para chamar as moscas dos distantes rios do Egito. (Isaías 7:18)

Quem poderá falar e fazer acontecer, se o Senhor não o tiver decretado? Não é da boca do Altíssimo que vêm tanto as desgraças como as bênçãos? (Lamentações 3:37-38)

"Santo, santo, santo é o Senhor dos Exércitos, a terra inteira está cheia da sua glória." (Isaías 6:1-3)

Então ouvi a voz do Senhor, conclamando: "Quem enviarei? Quem irá por nós?" E eu respondi: Eis-me aqui. Envia-me!
Ele disse: "Vá, e diga a este povo:
'Estejam sempre ouvindo,
mas nunca entendam;
estejam sempre vendo,
mas nunca percebam.
Torne insensível o coração deste povo;
torne surdos os seus ouvidos
e feche os seus olhos.
Que eles não vejam com os olhos,

não ouçam com os ouvidos,
e não entendam com o coração,
para que não se convertam
e sejam curados." (Isaías 6:8-10)

[Ele é o] Criador, que é bendito para sempre. (Romanos 1:25)

[Ele] é o mesmo, ontem, hoje e para sempre. (Hebreus 13:8)

Os teus dias jamais terão fim. (Salmos 102:27)
Tirou-me a paz;
esqueci-me o que é prosperidade.
Por isso digo: "Meu esplendor já se foi,
bem como tudo o que eu esperava do Senhor.
Lembro-me da minha aflição
e do meu delírio,
da minha amargura e do meu pesar.
Lembro-me bem disso tudo,
e a minha alma desfalece dentro de mim.
Todavia, lembro-me também
do que pode me dar esperança:
Graças ao grande amor do Senhor
é que não somos consumidos,
pois as suas misericórdias são inesgotáveis.
Renovam-se cada manhã;
grande é a sua fidelidade!
Digo a mim mesmo:
A minha porção é o Senhor;
portanto, nele porei a minha esperança.
O Senhor é bom para com aqueles
cuja esperança está nele,

para com aqueles que o buscam;
é bom esperar tranquilo pela salvação do Senhor.
(Lamentações 3:17-26)

Deus age em todas as coisas para o bem daqueles que o amam.
(Romanos 8:28)

Tu, Senhor, guardarás em perfeita paz aquele cujo propósito está firme, porque em ti confia. (Isaías 26:3)

"Mas bendito é o homem cuja confiança está no senhor, cuja confiança nele está. Ele será como uma árvore plantada junto às águas e que estende as suas raízes para o ribeiro. Ela não temerá quando chegar o calor, porque as suas folhas estão sempre verdes; não ficará ansiosa no ano da seca nem deixará de dar fruto." (Jeremias 17:7-8)

CAPÍTULO 3
ALEGREM-SE NA MISERICÓRDIA DO SENHOR

Ouvindo o homem e sua mulher os passos de senhor Deus que andava pelo jardim quando soprava a brisa do dia, esconderam-se da presença do senhor Deus entre as árvores do jardim. Mas o senhor Deus chamou o homem, perguntando: "Onde está você?" (Gênesis 3:8)

O homem e sua mulher viviam nus, e não sentiam vergonha.
(Gênesis 2:25)

Enquanto eu mantinha escondidos os meus pecados,
o meu corpo definhava de tanto gemer.
Pois dia e noite

a tua mão pesava sobre mim;
minhas forças foram-se esgotando
como em tempo de seca. (Salmos 32:3-4)

Saulo, por sua vez, devastava a igreja. Indo de casa em casa, arrastava homens e mulheres e os lançava na prisão. (Atos 8:3)

Se alguém pensa que tem razões para confiar na carne, eu [Paulo] ainda mais: circuncidado no oitavo dia de vida, pertencente ao povo de Israel, à tribo de Benjamim, verdadeiro hebreu; quanto à Lei, fariseu; quanto ao zelo, perseguidor da igreja; quanto à justiça que há na Lei, irrepreensível. Mas o que para mim era lucro, passei a considerar como perda, por causa de Cristo. (Filipenses 3:4-7)

E ser encontrado [eu, Paulo] nele, não tendo a minha própria justiça que procede da Lei, mas a que vem mediante a fé em Cristo. (Filipenses 3:9)

Não penso que eu mesmo [Paulo] já o tenha alcançado, mas uma coisa faço: esquecendo-me das coisas que ficaram para trás e avançando para as que estão adiante, prossigo para o alvo, a fim de ganhar o prêmio do chamado celestial de Deus em Cristo Jesus. (Filipenses 3:13-14)

Porque a graça de Deus se manifestou salvadora a todos os homens [...]. É isso que você deve ensinar, exortando-os [fortificando a coragem deles]. (Tito 2:11,15)

No dia seguinte joão viu Jesus aproximando-se e disse: "Vejam! É o Cordeiro de Deus, que tira o pecado do mundo!" (João 1:29)

ESCRITURAS

O Senhor me livrará de toda *obra maligna* e me levará a salvo para o seu Reino celestial. A ele seja a glória para todo o sempre. Amém. (2Timóteo 4:18)

CAPÍTULO 4
ALEGREM-SE *SEMPRE* NO SENHOR

Alegrem-se sempre no Senhor. Novamente direi: Alegrem-se! (Filipenses 4:4)

O chefe dos copeiros, porém, não se lembrou de José; ao contrário, esqueceu-se dele. (Gênesis 40:23)

O Filho é o resplendor da glória de Deus e a expressão exata do seu ser, sustentando todas as coisas por sua palavra poderosa. (Hebreus 1:3)

Vieram alguns homens trazendo um paralítico numa maca e tentaram fazê-lo entrar na casa, para colocá-lo diante de Jesus. (Lucas 5:18)

Então lhes disse: "Agora, levem um pouco ao encarregado da festa." (João 2:8)

Ele é antes de todas as coisas, e nele tudo subsiste. (Colossenses 1:17)

Pois nele vivemos, nos movemos e existimos. (Atos 17:28)

[Ele] faz todas as coisas segundo o propósito da sua vontade. (Efésios 1:11)

É o Senhor que faz crescer o pasto para o gado,
e as plantas que o homem cultiva,
para da terra tirar o alimento:
o vinho, que alegra o coração do homem;
o azeite, que lhe faz brilhar o rosto,
e o pão que sustenta o seu vigor. (Salmos 104:14-15)

[Deus] faz raiar o seu sol sobre maus e bons e derrama chuva sobre justos e injustos. (Mateus 5:45)

Observem as aves do céu: não semeiam nem colhem nem armazenam em celeiros; contudo, o Pai celestial as alimenta. Não têm vocês muito mais valor do que elas? (Mateus 6:26)

Não se vendem dois pardais por uma moedinha? Contudo, nenhum deles cai no chão sem o consentimento do Pai de vocês. (Mateus 10:29)

O Deus Altíssimo domina sobre os reinos dos homens e coloca no poder a quem ele quer. (Daniel 5:21)

É Deus quem julga: Humilha a um, a outro exalta.
(Salmos 75:7)

A ira do Senhor não se afastará até que ele tenha completado os seus propósitos. (Jeremias 30:24)

Nele fomos também escolhidos [...] conforme o plano daquele que faz todas as coisas segundo o propósito da sua vontade. (Efésios 1:11)

Vocês planejaram o mal contra mim, mas Deus o tornou em bem, para que hoje fosse preservada a vida de muitos. Por isso, não tenham medo. Eu sustentarei vocês e seus filhos. (Gênesis 5:20-21)

"Este homem lhes foi entregue por propósito determinado e pré-conhecimento de Deus; e vocês, com a ajuda de homens perversos, o mataram, pregando-o na cruz. *Mas Deus* o ressuscitou dos mortos, rompendo os laços da morte, porque era impossível que a morte o retivesse." (Atos 2:23-24, grifo nosso)

Deus age em todas as coisas para o bem daqueles que o amam, dos que foram chamados de acordo com o seu propósito. (Romanos 8:28)

CAPÍTULO 5
CALMA CONTAGIANTE

Seja a amabilidade de vocês conhecida por todos. Perto está o Senhor. Não andem ansiosos por coisa alguma. (Filipenses 4:5-6) Não tenha medo [...] Eu sou o seu escudo; grande será a sua recompensa. (Gênesis 15:1)

Deus ouviu o choro do menino, e o anjo de Deus, do céu, chamou Hagar e lhe disse: "O que a aflige, Hagar? Não tenha medo; Deus ouviu o menino chorar, lá onde você o deixou." (Gênesis 21:17)

Não tema, porque estou com você. (Gênesis 26:24)

Não se apavore, nem desanime, pois o Senhor, o seu Deus, estará com você por onde você andar. (Josué 1:9)

O Senhor está comigo, não temerei. O que me podem fazer os homens? (Salmos 118:6)

Levantando os olhos e vendo uma grande multidão que se aproximava, Jesus disse a Filipe: "Onde compraremos pão para esse povo comer?" Fez essa pergunta apenas para pô-lo à prova, pois já tinha em mente o que ia fazer. (João 6:5-6)

Os que comeram foram cerca de cinco mil homens, sem contar mulheres e crianças. (Mateus 14:21)

Manda embora a multidão para que possam ir aos povoados comprar comida. (Mateus 14:15)

Jesus estendeu a mão, tocou nele e disse: "Quero. Seja purificado!" Imediatamente ele foi purificado da lepra. (Mateus 8:3)

Então Jesus disse ao centurião: "Vá! Como você creu, assim lhe acontecerá!" Na mesma hora o seu servo foi curado. (Mateus 8:13)

"Tomando-a pela mão, a febre a deixou, e ela se levantou e começou a servi-lo." (Mateus 8:15)

Ele perguntou: "Por que vocês estão com tanto medo, homens de pequena fé?" Então ele se levantou e repreendeu os ventos e o mar, e fez-se completa bonança. (Mateus 8:26)

Ele se levantou e foi. (Mateus 9:7)

Voltando-se, Jesus a viu e disse: "Ânimo, filha, a sua fé a curou!" E desde aquele instante a mulher ficou curada. (Mateus 9:22)

Depois que a multidão se afastou, ele entrou e tomou a menina pela mão, e ela se levantou. (Mateus 9:25)

ESCRITURAS

"Cale-se e saia dele!", repreendeu-o Jesus. (Marcos 1:25)

Quando se aproximaram de Jesus, viram ali o homem que fora possesso da legião de demônios, assentado, vestido e em perfeito juízo; e ficaram com medo. (Marcos 5:15)

E o encarregado da festa provou a água que fora transformada em vinho, sem saber de onde este viera, embora o soubessem os serviçais que haviam tirado a água. (João 2:9)

Imediatamente o homem ficou curado, pegou a maca e começou a andar. (João 5:9)

Disse Jesus: "Mandem o povo assentar-se." Havia muita grama naquele lugar, e todos se assentaram. Eram cerca de cinco mil homens. Então Jesus tomou os pães, deu graças e os repartiu entre os que estavam assentados, tanto quanto queriam; e fez o mesmo com os peixes. Depois que todos receberam o suficiente para comer, disse aos seus discípulos: "Ajuntem os pedaços que sobraram. Que nada seja desperdiçado." Então eles os ajuntaram e encheram doze cestos com os pedaços dos cinco pães de cevada deixados por aqueles que tinham comido. (João 6:10-13)

CAPÍTULO 6
ORAÇÃO, NÃO DESESPERO

E havia naquela cidade uma viúva que se dirigia continuamente a ele, suplicando-lhe: 'Faze-me justiça contra o meu adversário'. Por algum tempo, ele se recusou. mas finalmente disse a si mesmo: "Embora eu não tema a Deus e nem me importe com os

homens, esta viúva está me aborrecendo; vou fazer-lhe justiça para que ela não venha mais me importunar".
E o Senhor continuou: "Ouçam o que diz o juiz injusto. Acaso Deus não fará justiça aos seus escolhidos, que clamam a ele dia e noite? Continuará fazendo-os esperar? Eu lhes digo: Ele lhes fará justiça, e depressa. Contudo, quando o Filho do homem vier, encontrará fé na terra?" (Lucas 18:3-8)

Não andem ansiosos por coisa alguma, mas em tudo, pela oração e súplicas, e com ação de graças, apresentem seus pedidos a Deus. (Filipenses 4:6)

"O que você quer que eu lhe faça?"
"Senhor, eu quero ver", respondeu ele.(Lucas 18:41)

Tendo acabado o vinho, a mãe de Jesus lhe disse: "Eles não têm mais vinho". (João 2:3)

Lancem sobre ele toda a sua ansiedade, porque ele tem cuidado de vocês. (1Pedro 5:7)

Vocês [...] que fazem com que Deus lembre das suas promessas, não descansem. (Isaías 62:6, NTLH)

Relembre o passado para mim; vamos discutir a sua causa. (Isaías 43:26)

Quando você atravessar as águas, eu estarei com você. (Isaías 43:2)

Mesmo quando eu andar por um vale de trevas e morte, não temerei perigo algum, pois tu estás comigo. (Salmos 23:4)

Nunca o deixarei, nunca o abandonarei. (Hebreus 13:5)

Orem no Espírito em todas as ocasiões, com toda oração e súplica; tendo isso em mente, estejam atentos e perseverem na oração por todos os santos. (Efésios 6:18)

CAPÍTULO 7
GRANDE GRATIDÃO

Não andem ansiosos por coisa alguma, mas em tudo, pela oração e súplicas, e com ação de graças, apresentem seus pedidos a Deus. E a paz de Deus, que excede todo o entendimento, guardará o coração e a mente de vocês em Cristo Jesus. (Filipenses 4:6-7)

Aprendi a adaptar-me a toda e qualquer circunstância. Sei o que é passar necessidade e sei o que é ter fartura. Aprendi o segredo de viver contente em toda e qualquer situação, seja bem alimentado, seja com fome, tendo muito, ou passando necessidade. Tudo posso naquele que me fortalece. (Filipenses 4:11-13)

Porque para mim o viver é Cristo e o morrer é lucro. (Filipenses 1:21)

CAPÍTULO 8
A PAZ DE DEUS, SUA PAZ

E a paz de Deus, que excede todo o entendimento, guardará o coração e a mente de vocês em Cristo Jesus. (Filipenses 4:7)

Deixo-lhes a paz; a minha paz lhes dou. Não a dou como o mundo a dá. Não se perturbe o seu coração, nem tenham medo. (João 14:27)

Três vezes fui golpeado com varas, uma vez apedrejado, três vezes sofri naufrágio, passei uma noite e um dia exposto à fúria do mar. (2Coríntios 11:25)

Na décima quarta noite, ainda estávamos sendo levados de um lado para outro no mar Adriático, quando, por volta da meia-noite, os marinheiros imaginaram que estávamos próximos da terra. (Atos 27:27)

Visto que os homens tinham passado muito tempo sem comer, Paulo levantou-se diante deles e disse: "Os senhores deviam ter aceitado o meu conselho de não partir de Creta, pois assim teriam evitando este dano e prejuízo. Mas agora recomendo-lhes que tenham coragem, pois nenhum de vocês perderá a vida; apenas o navio será destruído." (Atos 27:21-22)

Os anjos não são, todos eles, espíritos ministradores enviados para servir aqueles que hão de herdar a salvação? (Hebreus 1:14)

E ele prosseguiu: "Não tenha medo, Daniel. Desde o primeiro dia em que você decidiu buscar entendimento e humilhar-se diante do seu Deus, suas palavras foram ouvidas, e eu vim em resposta a elas. Mas o príncipe de reino da Pérsia me resistiu durante vinte e um dias. Então Miguel, um dos príncipes supremos, veio em minha ajuda, pois eu fui impedido de continuar ali com os reis da Pérsia. Agora vim explicar-lhe o que acontecerá ao seu povo no futuro, pois a visão se refere a uma época futura". (Daniel 10:12-14)

ESCRITURAS

Brigarei com os que brigam com você. (Isaías 49:26)

Mas aqueles que esperam no Senhor renovam as suas forças. Voam alto como águias; correm e não ficam exaustos, andam e não se cansam. (Isaías 40:31)

[...] e estes caíram amarrados dentro da fornalha em chamas. Mas logo depois o rei Nabucodonosor, alarmado, levantou-se e perguntou aos seus conselheiros: "Não foram três os homens amarrados que nós atiramos no fogo?" Eles responderam: "Sim, ó rei". E o rei exclamou: "Olhem! estou vendo quatro homens, desamarrados e ilesos, andando pelo fogo, e o quarto se parece com um filho dos deuses". Então Nabucodonosor aproximou-se da entrada da fornalha em chamas e gritou: "Sadraque, Mesaque e Abede-Nego, servos de Deus Altíssimo, saiam! Venham aqui!" E Sadraque, Mesaque e Abede-Nego saíram do fogo. (Daniel 3:23-26)

Pedro, então, ficou detido na prisão, mas a igreja orava intensamente a Deus por ele. Na noite anterior ao dia em que Herodes iria submetê-lo a julgamento, Pedro estava dormindo entre dois soldados, preso com duas algemas, e sentinelas montavam guarda à entrada do cárcere. Repentinamente apareceu um anjo do Senhor, e uma luz brilhou na cela. Ele tocou no lado de Pedro e o acordou. "Depressa, levante-se!", disse ele. Então as algemas caíram dos punhos de Pedro. O anjo lhe disse: "Vista-se e calce as sandálias". E Pedro assim fez. Disse-lhe ainda o anjo: "Ponha a capa e siga-me". E, saindo, Pedro o seguiu, não sabendo que era real o que se fazia por meio do anjo; tudo lhe parecia uma visão. (Atos 12:5-9)

Porque a seus anjos ele [Deus] dará ordens a seu respeito, para que o protejam em todos os seus caminhos. (Salmos 91:11)

Pois ontem à noite apareceu-me um anjo do Deus a quem pertenço. (Atos 27:23)

"Eu sou o bom pastor; conheço as minhas ovelhas, e elas me conhecem." (João 10:14)

Vi a Cidade Santa, a nova Jerusalém, que descia dos céus, da parte de Deus, preparada como uma noiva adornada para o seu marido. (Apocalipse 21:2)

Assim, você já não é mais escravo, mas filho; e, por ser filho, Deus também o tornou herdeiro. (Gálatas 4:7)

Pois ontem à noite apareceu-me um anjo do Deus a quem pertenço e a quem adoro. (Atos 27:23)

Todos os dias determinados para mim foram escritos no teu livro antes de qualquer deles existir. (Salmos 139:16)

Mas agora recomendo-lhes que tenham coragem, pois nenhum de vocês perderá a vida; apenas o navio será destruído. (Atos 27:22)

"Neste mundo vocês terão aflições; contudo, tenham ânimo! Eu venci o mundo." (João 16:33)
Alarmado, Josafá decidiu consultar o SENHOR e proclamou um jejum em todo o reino de Judá. (2Crônicas 20:3)

[...] e orou: "SENHOR, Deus dos nossos antepassados, não és tu o Deus que está nos céus? Tu dominas sobre todos os reinos do mundo. Força e poder estão em tuas mãos, e ninguém pode opor-se a ti. Não és tu o nosso Deus, que expulsaste os habitantes desta terra perante Israel, o teu povo, e a deste para sempre aos descendentes do teu amigo Abraão? Eles a têm habitado e nela construíram um santuário em honra ao teu nome, dizendo: 'Se alguma desgraça nos atingir, seja o castigo da espada, seja a peste, seja a fome, nós nos colocaremos em tua presença diante deste templo, pois ele leva o teu nome, e clamaremos a ti em nossa angústia, e tu nos ouvirás e nos salvarás.' Mas agora, aí estão amonitas, moabitas e habitantes dos montes de Seir, cujos territórios não permitiste que Israel invadisse quando vinha do Egito; por isso os israelitas se desviaram deles e não os destruíram. Vê agora como estão nos retribuindo, ao virem expulsar-nos da terra que nos deste por herança. Ó nosso Deus, não irás tu julgá-los? Pois não temos força para enfrentar esse exército imenso que vem nos atacar. Não sabemos o que fazer, mas os nossos olhos se voltam para ti." (2Crônicas 20:6-12)

Não tenham medo nem fiquem desanimados por causa desse exército enorme. Pois a batalha não é de vocês, mas de Deus. (2Crônicas 20:15)

Depois de consultar o povo, Josafá nomeou alguns homens para cantarem ao SENHOR e o louvarem pelo esplendor de sua santidade, indo à frente do exército, cantando: "Deem graças ao SENHOR, pois o seu amor dura para sempre". Quando começaram a cantar e entoar louvores, o SENHOR preparou emboscadas contra os homens de Amom, de Moabe e dos montes de Seir, que estavam invadindo Judá, e eles foram derrotados. Os amonitas e os moabitas atacaram os dos montes de Seir para destruí-los e aniquilá-los. Depois de massacrarem os homens de Seir, destruíram-se uns aos outros. Quando os homens de Judá foram para o lugar de onde se avista o deserto e olharam para o imenso exército, viram somente cadáveres no chão; ninguém havia escapado. (2Crônicas 20:21-24)

Quando você atravessar as águas, eu estarei com você. (Isaías 43:2)

CAPÍTULO 9
PENSEM NO QUE VOCÊS PENSAM

Não andem ansiosos por coisa alguma, mas em tudo, pela oração e súplicas, e com ação de graças, apresentem seus pedidos a Deus. (Filipenses 4:6)

Finalmente, irmãos, tudo o que for verdadeiro, tudo o que for nobre, tudo o que for correto, tudo o que for puro, tudo o que for amável, tudo o que for de boa fama, se houver algo de excelente ou digno de louvor, pensem nessas coisas. Ponham em prática tudo o que vocês aprenderam, receberam, ouviram e viram em mim. E o Deus da paz estará com vocês. (Filipenses 4:8-9)

Acima de tudo, guarde o seu coração, pois dele depende toda a sua vida. (Provérbios 4:23)

O ladrão vem apenas para roubar, matar e destruir; eu vim para que tenham vida, e a tenham plenamente. (João 10:10)

O coração ansioso deprime o homem. (Provérbios 12:25)
Levamos cativo todo pensamento, para torná-lo obediente a Cristo. (2Coríntios 10:5)

Assim, mantenham-se firmes, cingindo-se com o cinto da verdade. (Efésios 6:14)

Bendiga o SENHOR a minha alma! Não esqueça nenhuma de suas bênçãos! (Salmos 103:2)

ESCRITURAS

CAPÍTULO 10
APEGUEM-SE A CRISTO

Finalmente, irmãos, tudo o que for verdadeiro, tudo o que for nobre, tudo o que for correto, tudo o que for puro, tudo o que for amável, tudo o que for de boa fama, se houver algo de excelente ou digno de louvor, pensem nessas coisas. (Filipenses 4:8)

Permaneçam em mim, e eu permanecerei em vocês. Nenhum ramo pode dar fruto por si mesmo se não permanecer na videira. Vocês também não podem dar fruto, se não permanecerem em mim. Eu sou a videira; vocês são os ramos. Se alguém permanecer em mim e eu nele, esse dará muito fruto; pois sem mim vocês não podem fazer coisa alguma. Se alguém não permanecer em mim, será como o ramo que é jogado fora e seca. Tais ramos são apanhados, lançados ao fogo e queimados. Se vocês permanecerem em mim, e as minhas palavras permanecerem em vocês, pedirão o que quiserem, e lhes será concedido. Meu Pai é glorificado pelo fato de vocês darem muito fruto; e assim serão meus discípulos. Como o Pai me amou, assim eu os amei; permaneçam no meu amor. Se vocês obedecerem aos meus mandamentos, permanecerão no meu amor, assim como tenho obedecido aos mandamentos de meu Pai e em seu amor permaneço. (João 15:4-10)

Mas o fruto do Espírito é amor, alegria, paz paciência, amabilidade, bondade, fidelidade, mansidão e domínio próprio. Contra essas coisas não há lei. (Gálatas 5:22-23)

E a paz de Deus, que excede todo o entendimento, guardará o coração e a mente de vocês em Cristo Jesus. Finalmente, irmãos, tudo o que for verdadeiro, tudo o que for nobre, tudo o que for correto, tudo o que for puro, tudo o que for amável, tudo o que for de boa fama, se houver algo de excelente ou digno de louvor, pensem nessas coisas. (Filipenses 4:7-8)

Meu Pai é glorificado pelo fato de vocês darem muito fruto; e assim serão meus discípulos. (João 15:8)

Não se preocupem com sua própria vida, quanto ao que comer ou beber; nem com seu próprio corpo, quanto ao que vestir [...] observem as aves do céu: não semeiam nem colhem nem armazenam em celeiros, contudo o Pai celestial as alimenta. Não têm vocês muito mais valor do que elas? Quem de vocês, por mais que se preocupe, pode acrescentar uma hora que seja à sua vida? [...] Vejam como crescem os lírios do campo [...] nem Salomão [...] vestiu-se como um deles. (Mateus 6:25-29)

Mantenham o pensamento nas coisas do alto, e não nas coisas terrenas. (Colossenses 3:2)

Se vocês permanecerem firmes na minha palavra, verdadeiramente serão meus discípulos. E conhecerão a verdade, e a verdade os libertará. (João 8:31-32)

CAPÍTULO 11
C.A.L.M.

Então Jesus foi com seus discípulos para um lugar chamado Getsêmani e lhes disse: "Sentem-se aqui enquanto vou ali orar". Levando consigo Pedro e os dois filhos de Zebedeu, começou a entristecer-se e a angustiar-se. Disse-lhes então: "A minha alma está profundamente triste, numa tristeza mortal. Fiquem aqui e vigiem comigo". Indo um pouco mais adiante, prostrou-se com o rosto em terra e orou: "Meu Pai, se for possível, afasta de mim este cálice; contudo, não seja como eu quero, mas sim como tu queres". Depois, voltou aos seus discípulos e os encontrou dormindo. "Vocês não puderam vigiar comigo nem por uma hora?", perguntou ele a Pedro. "Vigiem e orem para que não caiam em tentação. O espírito está pronto, mas a carne é fraca". E retirou-se outra vez para orar: "Meu Pai, se não for possível afastar de mim este cálice sem que eu o beba, faça-se a tua vontade". Quando voltou, de novo os encontrou dormindo, porque seus olhos estavam pesados. Então os deixou novamente e orou pela terceira vez, dizendo as mesmas palavras. (Mateus 26:36-44)

Estando angustiado, ele orou ainda mais intensamente; e o seu suor era como gotas de sangue que caíam no chão. (Lucas 22:44)

Alegrem-se sempre no Senhor. Novamente direi: Alegrem-se! Seja a amabilidade de vocês conhecida por todos. Perto está o Senhor. Não andem ansiosos por coisa alguma, mas em tudo, pela oração e súplicas, e com ação de graças, apresentem seus pedidos a Deus. E a paz de Deus, que excede todo o entendimento, guardará o coração e a mente de vocês em Cristo Jesus. Finalmente, irmãos, tudo o que for verdadeiro, tudo o que for nobre, tudo o que for correto, tudo o que for puro, tudo o que for amável, tudo o que for de boa fama, se houver algo de excelente ou digno de louvor, pensem nessas coisas. (Filipenses 4:4-8)

Informaram ao rei: "A Síria montou acampamento em Efraim". Com isso, o coração de Acaz e do seu povo agitou-se, como as árvores da floresta agitam-se com o vento. (Isaías 7:2)
Tenha cuidado, acalme-se e não tenha medo. (Isaías 7:4)

Alegrem-se sempre no Senhor. Novamente direi: Alegrem-se!
(Filipenses 4:4)

Levanto os meus olhos para os montes e pergunto:
De onde me vem o socorro?
O meu socorro vem do Senhor,
que fez os céus e a terra. (Salmos 121:1-2)

"Senhor", disse Pedro, "se és tu, manda-me ir ao teu encontro por sobre as águas".
"Venha", respondeu ele.
Então Pedro saiu do barco, andou sobre as águas e foi na direção de Jesus. Mas, quando reparou no vento, ficou com medo e, começando a afundar, gritou: "Senhor, salva-me!"
(Mateus 14:28-30)

Ele [Deus] é o bendito e único Soberano, o Rei dos reis e Senhor dos senhores. (1Timóteo 6:15)

Portanto, agora já não há condenação para os que estão em Cristo Jesus. (Romanos 8:1)
Apresentem seus pedidos a Deus. (Filipenses 4:6)

Clame a mim no dia da angústia. (Salmos 50:15)

Peçam, e lhes será dado; busquem, e encontrarão; batam, e a porta lhes será aberta. (Mateus 7:7)

Dá-nos hoje o nosso pão de cada dia. (Mateus 6:11)

Assim, aproximemo-nos do trono da graça com toda a confiança. (Hebreus 4:16)

ESCRITURAS

Sei em quem tenho crido e estou bem certo de que ele é poderoso para guardar o que lhe confiei até aquele dia.
 (2Timóteo 1:12)

NOTAS

CAPÍTULO 1
MENOS IRRITAÇÃO, MAIS FÉ

1. *Haole* (pronuncia-se RAU-le) é uma palavra havaiana para designar os que não são nativos, em particular os brancos. Uma definição vem de *ha*, que significa "fôlego" ou "espírito", e *ole*, que significa "nenhum" ou "sem". Alguns acreditam que o termo se originou quando missionários cristãos chegaram às ilhas. Kapehu Retreat House, Hawaiian Words, www.kapehu.com/hawaiian-words.html.

2. Bourne, Edmund J., *The Anxiety and Phobia Workbook*, 5.ª ed. Oakland, CA: New Harbinger, 2010, p. xi.

3. Clark, Taylor. "It's Not the Job Market: The Three Real Reasons Why Americans Are More Anxious Than Ever Before", Slate, 31 de janeiro de 2011, http://www.slate.com/articles/arts/culturebox/2011/01/its_not_the_job_market.html.

4. Ibid.

5. Ortberg, John. *Soulkeeping: Caring for the Most Important Part of You*. Grand Rapids, MI: Zondervan, 2014, p. 46.

6. Clark, Taylor. *"It's Not the Job Market: The Three Real Reasons Why Americans Are More Anxious Than Ever Before"*, Slate, 31 de janeiro de 2011, http://www.slate.com/articles/arts/culturebox/2011/01/its_not_the_job_market.html.

7. Ibid.

8. Leahy, Robert L. *Livre de Ansiedade*. São Paulo: Artmed, 2011.

9. Bourne, Edmund J., *The Anxiety and Phobia Workbook*, 5.ª ed. Oakland, CA: New Harbinger, 2010, p. xi.

10. Miller, Joel J. "The Secret Behind the Bible's Most Highlighted Verse", *Theology That Sticks* (blog), AncientFaith.com, 24 de agosto de 2015, https://blogs.ancientfaith.com/joeljmiller/bibles-most-highlighted-verse/.

CAPÍTULO 2
ALEGREM-SE NA SOBERANIA DO SENHOR

1. MacArthur Jr., John. *Philippians*, The MacArthur New Testament Commentary. Chicago: Moody Press, 2001, p. 273.

2. Clark, Taylor. *Nerve: Poise Under Pressure, Serenity Under Stress, and the Brave New Science of Fear and Cool*. Nova York:

Little, Brown, 2011, p. 100-101.

3. Ibid.

4. Mozes, Alan. *"Traffic Jams Harm the Heart"*, HealthDay, 13 de março de 2009, https://consumer.healthday.com/cardiovascular-and-health-information-20/heart-attack-news-357/trafficjams-harm-the-heart-624998.html.

CAPÍTULO 3
ALEGREM-SE NA MISERICÓRDIA DO SENHOR

1. Usado com permissão.

2. Nouwen, Henri J. M. *The Essential Henri Nouwen*, ed. Robert A. Jonas. Boston: Shambhala, 2009, p. 131-32.

CAPÍTULO 4
ALEGREM-SE *SEMPRE* NO SENHOR

1. Clark, Taylor. *Nerve: Poise Under Pressure, Serenity Under Stress, and the Brave New Science of Fear and Cool*. Nova York: Little, Brown, 2011, p. 25-26.

2. Zodhiates, Spiros, ed. *Hebrew-Greek Key Word Study Bible: Key Insights into God's Word, New International Version*. Chattanooga, TN: AMG Publishers, 1996, p. 2122.

3. Ibid., p. 2072.

4. Cowman, L. B. *Streams in the Desert: 366 Daily Devotional Readings*. Grand Rapids, MI: Zondervan, 1997, p. 462-63.

5. "Telegram from Anna Spafford to Horatio Gates Spafford re being 'Saved alone' among her traveling party in the shipwreck of the Ville du Havre", Biblioteca do Congresso dos Estados Unidos, https://www.loc.gov/item/mamcol000006.

6. Spafford, Horatio. "It Is Well with My Soul" na versão em português intitulada "Aflição e paz", hino 108 do Hinário Novo Cântico. São Paulo: Editora Cultura Cristã, 2013, p. 86-87.

CAPÍTULO 5
CALMA CONTAGIANTE

1. Clark, Taylor. *Nerve: Poise Under Pressure, Serenity Under Stress, and the Brave New Science of Fear and Cool*. Nova York: Little, Brown, 2011, p. 3-9.

2. Kittel, Gerhard, ed. *Dicionário Teológico do Novo Testamento*. São Paulo: Cultura Cristã, 2013.

3. Vine, W. E. *Vine's Expository Dictionary of New Testament Words: A Comprehensive Dictionary of the Original Greek Words with Their Precise Meanings for English Readers*. McLean, VA: MacDonald Publishing, s.d., "Gentle, Gentleness, Gently", p. 484-485.

4. Crisóstomo, João. *Homilies on Paul's Letter to the Philippians*. Trad. Pauline Allen. Atlanta, GA: Society of Biblical Literature, 2013, p. 285.

5. *Theodoret of Cyrus: Commentary on the Letters of St Paul*. Trad. Robert Charles Hill. Brookline, MA: Holy Cross Orthodox Press, 2001, 2:78.

6. Frey, William C. *The Dance of Hope: Finding Ourselves in the Rhythm of God's Great Story*. Colorado Springs, CO: WaterBrook Press, 2003, p. 175.

CAPÍTULO 7
GRANDE GRATIDÃO

1. Sheldon, Kennon M.; Kashdan, Todd B.; Steger, Michael F., eds. *Designing Positive Psychology: Taking Stock and Moving Forward*. Nova York: Oxford University Press, 2011, p. 249-254. Veja também Amit Amin, "The 31 Benefits of Gratitude You Didn't Know About: How Gratitude Can Change Your Life", Happier Human, http://happierhuman.com/benefits-of-gratitude/.

CAPÍTULO 8
A PAZ DE DEUS, SUA PAZ

1. Lutero, Martinho. "A Mighty Fortress is Our God", na versão em português intitulada "Castelo Forte", hino 155 do Hinário Novo Cântico. São Paulo: Editora Cultura Cristã, 2013, p. 125-126.

2. Polhill, John B. *Acts*, v.. 26 de *New American Commentary*, ed. David S. Dockery. Nashville, TN: Broadman e Holman, 1992, p. 517.

3. Larkin Jr., William J. *Acts*, The IVP New Testament Commentary Series, ed. Grant R. Osborne. Downers Grove, IL: InterVarsity Press, 1995, p. 369.

4. Bock, Darrell L. *Acts*, Baker Exegetical Commentary on the New Testament, eds. Robert W. Yarbrough e Robert H. Stein. Grand Rapids, MI: Baker Academic, 2007, p. 747.

5. Por exemplo, a *Nova Versão Internacional* e a *Nova Tradução na Linguagem de Hoje*.

6. História relatada pessoalmente a mim. Usada com permissão.

CAPÍTULO 9
PENSEM NO QUE VOCÊS PENSAM

1. Usado com permissão.

2. Usado com permissão.

CAPÍTULO 10
APEGUEM-SE A CRISTO

1. Brantly, Kent e Amber com Thomas, David. *Called for Life: How Loving Our Neighbor Led Us into the Heart of the Ebola*

Notas

Epidemic. Colorado Springs, CO: WaterBrook, 2015, p. 97.

2. Ibid.

3. Chisholm, Thomas Obediah. "Great Is Thy Faithfulness", na versão em português intitulada "O Deus fiel", hino 32 do Hinário Novo Cântico. São Paulo: Editora Cultura Cristã, 2013, p. 27-28.

4. Hawks, Annie S. *"I Need Thee Every Hour"*, http://cyberhymnal.org/htm/i/n/ineedteh.htm.

5. Brantly, Kent e Amber com Thomas, David. *Called for Life: How Loving Our Neighbor Led Us into the Heart of the Ebola Epidemic*. Colorado Springs, CO: WaterBrook, 2015, p. 115.

CAPÍTULO 11
C.A.L.M.

1. Zodhiates, Spiros, ed. *Hebrew-Greek Key Word Study Bible: Key Insights into God's Word, New International Version*. Chattanooga, TN: AMG Publishers, 1996, p. 2093.

Este livro foi impresso em 2023,
pela Assahi, para a Thomas Nelson Brasil.
O papel do miolo é pólen natural 70g/m², e o
da capa é cartão 250g/m².